點亮微光

為了阿福，我想要找
100個台灣最美的風景

30則 照服員用愛守護的生命記事

老么——著

自序　轉折——遇見生命，我是老么，我在找你

曾經，很喜歡那一句深植人心讓人朗朗上口的經典廣告台詞：科技，始終來自人性。很璀璨、很溫暖、很覬覦未來的想像空間。誰料，才這麼一眨眼的功夫，科技早已擄掠、駕馭人性，且讓人性沉淪日漸走向萬劫不復的深淵。你說，有沒有可能偶爾放下手邊科技？假裝靈魂出竅或暫時抽離，讓自我的時空凝結般地注視著身邊的親人，就這麼靜默地看著他們的一舉一動、一顰一笑……

也許，你會燃起未曾有過的悸動、情愫。

也許，你會突然感到前所未有的無邊幸福。

也許，你會有一股強烈想抱、想哭的衝動。

何不讓自己立即緊緊去擁抱、好好的嚎啕大哭。

擁抱能修復所有無法釋懷的沉疴過往……

淚水會洗去所有自責煎熬帶來重生……

曾聽人說，現在世風日下人人自危，萬一不幸在社區巷弄遇襲危難，千萬別再喊

救命，而是第一時間大聲呼叫：「失火了！失火了！」據說這樣會讓救援來得更快、更多、更及時且毫不猶豫。

聽完之後心中不覺一片酸楚茫然。曾幾何時，在現今不平靜的社會裡，有時候單純的正義言行卻往往得伴隨未知的風險，讓人不免猶豫怯步隱忍不發，只能揪著心痛望著正義漸行漸遠，眼睜睜看著邪惡橫行肆虐。是誰把我們的社會一夕變成了江湖，讓我們重涉缺乏法紀時代的江湖險惡。廣告說：菲立浦之後一片平坦。那人性呢？少數人性裡蠢蠢欲動的計較猙獰，需要經過什麼樣的洗鍊才能恢復一片平坦呢！

老么的債務不過是一連串鮮明數字的組合，我們清楚確知，只要維持健康持續努力，這些數字終將像沙漏般逐步消失有時而盡，這些數字終將幻化成滋養我們人生的一頁滄桑。而邁入老暮之年的阿福，毫無疑問的將日漸喪失生活技能，對生命將完全沒有招架的餘力。而郁芬，她的背負卻是陰晦、漫長且遙不可期的未知，任何一個突發的變數都將讓負荷變得更沉重複雜，是身與心說不出口的煎熬與撕裂。

盡頭，只能是心底一抹一閃即逝、不敢想像的奢侈念頭。我不相信，也拒絕看著台灣社會走到家家自掃門前雪莫管他人瓦上霜的盡頭。政府粗糙的長照財源拼湊雖然窘態畢露，但長照二・〇終究已如火如荼的展開，未來的截長補短值得期待。企業和宗教團體也紛紛跨出並擴大各項公益事業的同時，建構這個美好社會的最後一塊藍圖就是每一位如你我般力量微弱的個體，讓我們試著一起彌補陰暗角落裡的殘缺，一起找回台灣逐漸流失的過去……

去年夏末一次偶然的擦身而過隱隱然在心裡形成疙瘩，隱約作痛。那是一次外出幫個案購買備品，在醫院一樓等待電梯上病房時發生的偶遇，一位坐輪椅穿著病人服顯然是住院患者的中年人，拿起一個木雕小像回頭對著年約二十推著輪椅的女兒說：「妳知道這是什麼雕像嗎？」女兒輕輕的搖了搖頭，他說：「這是聖女愛辣莫的雕像，她是一生奉獻療癒傷患的聖人，前幾天住院前爸爸特別買的。」

話未說完，電梯已扶搖直上。電光火石之間腦海裡轉過了許多念頭，這是和老么信仰相同的主內弟兄，他提前住院可能剛完成或正準備開刀手術，開刀前他的心是忐忑不安的。我很想，也應該趨前拍拍他的肩膀跟他說：「天主保佑，一切會平安順利的。」

突然電梯停靠了我要下站的三樓，我竟然隻字未語的出了電梯，留下了至今糾結的遺憾與懊悔。如果我當初做了想做且應該做的事，對當下的他而言該是何等的激勵與信仰堅定，而我……猶豫了、遺憾了、懊悔了，自己讓自己錯過了最重要的及時伸出援手。近年來這一幕一直不斷不斷的在腦海裡上演翻騰，我警告自己——不要，不要再讓自己發生類似的遺憾了，不分宗教、國籍，不分貴賤貧富，不分男女老少，都要毫不猶豫，勇敢的伸出援手。

所以，我不想再透過筆墨等待喚醒大眾長照的洪流即將襲捲，因為每一篇長照故事的敘述都那麼樣的讓人心力交瘁，掏空生命。我只想更實際的投身長照協助的枝微末節盡己所能。如果，這是神的旨意一路牽引我們跨入長照領域，只會讓我們更勇敢，更心無旁鶩的一路前行。相信我的主耶穌，或你的菩薩，或他的阿拉，或是任何其他人信仰的諸天神明都會一路扶持、永遠相隨。

不出十年，台灣即將進入史上最巨大、最漫長的超高齡長照潮，想來就讓人不寒而慄。不論你是頂客族、月光族或雅客嬉痞，只要你置身在這片土地就無一倖免，或許這將是台灣最黑暗、最難熬的長照狂潮，以這片土地長期的政治爭鬥噬血奪權，最難熬的時刻我們將在劫難逃，能不能試著趕快做點什麼？用自己的力量一起來翻轉我們的未來。

我是老么。

我在找你。

希望緣起不滅。

老么

目次

一、不捨放你，漫長孤單的長照路上與你同行

春節才熱呼呼的剛過，元宵都還來不及登場，衛生紙業者早已磨刀霍霍率先揭竿起義喊漲二成。之前一例一休前腳三讀通過，各行各業生怕落人後似的無不風起雲湧漫天喊漲，資遣的、裁員的、惡意關門的無不趁機興風作浪，將所有罪責全部推給當局的一例一休，即便大家瞎子吃湯圓的心裡有數，咱們童養媳般的政府也只能啞巴吃黃蓮的有苦難言。

現在，朝令夕改的政策再次急轉彎，調節、鬆綁了一例一休，怎不見坐地起漲的物價回歸原位？妙的是咱們的當局扮演慣了童養媳似的繼續默默無語，讓苦海無邊的芸芸眾生繼續逆來順受。而今，無風無雨、風平浪靜，怎麼又硬生生的開了漲價的第一槍？有人甘做漲價的急先鋒，還怕沒有一屁股的跟隨者？好不容易調了三％的小確幸，才開年就猝不及防的被掏空了，多年來，政府的監督機制何在？換朝又換代，還是盼不到百姓的期待！飛漲的物價卻換來更多的食不安心，這才是小老百姓最孰可忍孰不能忍的痛吧。

十幾年下來，溫馴良善的台灣人早已被洗腦，折磨成歇斯底里，脆弱的不堪一擊，時時緊綳神經，稍有風吹草動就成了世界末日的驚弓之鳥。漲聲未啟，活像喪屍列車般瘋狂湧入各大賣場，秒殺架上所有看得見的衛生紙，畸形病態到毫無自主意識，自甘成為任人操縱的傀儡布偶。三天創下搬空三個月銷售量的驚世奇蹟再次讓台灣躍上各大國際媒體的版面，一幕幕驚動國際媒體的大肆報導透著一股既脫序又詭異莫名的行徑，想必單純的老外絞盡腦汁也永遠是丈二金剛的摸不著頭緒吧。

不過，至少台灣人大屁股小腦袋的鮮明印象應該值得他們記憶良久良久。在令人不忍卒睹，荒唐、不理性的行為背後是否有太多曾經執政者該有的慚愧、自省、惕厲的地方。長期監督機制失能又謬誤政策百出的政府，對黑心商人的束手無策、輕判縱放；對居心叵測的煽惑媒體低聲下氣任憑予取予求；對泯滅人性、罪大惡極的禍首元兇卻屢屢法外施恩，窮盡可能的教化。喪屍般的衛生紙搶購事件在台灣早已屢見不鮮、不足為奇，看著看著竟有一種啼笑皆非，哭笑不得的觸痛。很深沉、很深層的傷痛，還由不得你淺嚐即止。

漫天飛舞的食安問題讓人防不勝防，一堆政府認證的安全標章形同虛設，教人棄如敝屣。黑心紅頂到頭來只需付出黑心獲利的一部分就能全身而退，三歲童稚都明白這不是暗地裡鼓勵商賈黑心嗎？禽流感、狂犬病和黑心食品總要等到媒體揭露，紙包不住火了才大言不慚的說疫情已經掌控。實在不懂這個台灣最龐大的企業怎麼老是弊病叢生、人謀不臧、貪污橫流，真是玷污了眾多奉公守法恪盡職守的公務人員。內閣走馬換將又來了一批不同的面孔，多少年來內閣人士大家輪翻上陣、粉墨登場，儼然像極了一場場新穎時髦的四季服裝秀，看的人目不暇給眼花撩亂，用過即丟毫不眷戀。

這不，意氣風發的就職大合照都還來不及裱框呢，怎麼就拍起畢業照來了。聽到的不外乎您我耳熟能詳的官方用語，不是階段任務完成就是個人另有規劃，要不就是另有重任，聽得耳朵都快長繭了，難怪愈來愈覺得自己耳背失真。抵死不能坦承自己的用人不當、識人不明，更不可能告訴你：他不過是錯誤政策下的代罪羔羊、無辜冤魂啦。我們的物價與食安就跟著繼續無止境的沉淪吧。

多年來，台灣最高的民主殿堂立法院早已一躍成為台灣最大的戲劇舞台，戲精演棍不著痕跡的領銜主演意欲主導劇情，素人演員更聲嘶力竭、疵牙裂嘴的搶盡版面，街頭巷尾更不缺各黨團山頭煽惑而來零散的小丑跳樑，忘情的配合劇本跑起龍套，為的不是有朝一日自己也能翻身躍上舞台就是換取背後龐大骯髒的利益交換，真是了不起啊！無窮盡的國際大戲，一齣接著一齣永不停歇。最高民主殿堂尚且如此，地方議事的藏污納垢更令人不敢啟齒。

聽過一位媒體主持人這麼感慨，也許您也會心有戚戚焉吧；他說：

當民進黨遇見共產黨，就把國旗收起來，

當民進黨遇見國民黨，就把國旗拿出來。
當國民黨遇見共產黨，就把國旗收起來，
當國民黨遇見民進黨，就把國旗拿出來。
哇！原來對他們來說，這是一面見不得人、不倫不類的國旗。
這面國旗只能暗暗的自我偷藏，是專門內鬥互戳用的。
明瞭、明瞭……
當司法不能悍衛正義，做人民最堅強的後盾，任由價值混淆錯亂，社會秩序失控倒置，是在教唆人民脫離良善、遠離正義，別成為善良的束手就縛受害者。
當教育深陷泥淖，無助掙扎即將滅頂之際，猶不知深刻反省，不思百年擘劃從根救起，眼睜睜送別積蓄世代的倫理傳統、道德文化，把人才教育成庸才加速菁英外流。
當物價失序壟斷於少數人手中無法制衡，任憑宰割壓榨置民生於不顧，又黑心竄流視若無睹，恐將引爆最底層的憤怒洪流，沒有人能置身其外，別以為誰能逃過一劫。逃得過人，躲不了天。
民代呀民代，何時才能值得人民期待？扮演紮紮實實的民之代表。

啟思路8　PF0237

點亮微光，為了阿福，我想要找100個台灣最美的風景：

30則照服員用愛守護的生命記事

作　　者	老　么
責任編輯	杜國維
圖文排版	周妤靜
封面設計	楊廣榕

出版策劃	釀出版
製作發行	秀威資訊科技股份有限公司 114 台北市內湖區瑞光路76巷65號1樓 電話：+886-2-2796-3638　傳真：+886-2-2796-1377 服務信箱：service@showwe.com.tw http://www.showwe.com.tw
郵政劃撥	19563868　戶名：秀威資訊科技股份有限公司
展售門市	國家書店【松江門市】 104 台北市中山區松江路209號1樓 電話：+886-2-2518-0207　傳真：+886-2-2518-0778
網路訂購	秀威網路書店：https://store.showwe.tw 國家網路書店：https://www.govbooks.com.tw
法律顧問	毛國樑　律師
總 經 銷	聯合發行股份有限公司 231新北市新店區寶橋路235巷6弄6號4F 電話：+886-2-2917-8022　傳真：+886-2-2915-6275

出版日期	2018年11月　BOD一版
定　　價	300元

Printed in Taiwan

國家圖書館出版品預行編目

點亮微光, 為了阿福, 我想要找100個台灣最美的
風景 : 30則照服員用愛守護的生命記事 / 老么
著. -- 一版. -- 臺北市 : 釀出版, 2018.11
面；　公分. -- (啟思路 ; 8)
BOD版
ISBN 978-986-445-298-9(平裝)

1.長期照護 2.通俗作品

419.71　　107019099

讀者回函卡

感謝您購買本書，為提升服務品質，請填妥以下資料，將讀者回函卡直接寄回或傳真本公司，收到您的寶貴意見後，我們會收藏記錄及檢討，謝謝！如您需要了解本公司最新出版書目、購書優惠或企劃活動，歡迎您上網查詢或下載相關資料：http:// www.showwe.com.tw

您購買的書名：________________________________

出生日期：________年________月________日

學歷：□高中(含)以下　□大專　□研究所(含)以上

職業：□製造業　□金融業　□資訊業　□軍警　□傳播業　□自由業
　　　□服務業　□公務員　□教職　□學生　□家管　□其它_____

購書地點：□網路書店　□實體書店　□書展　□郵購　□贈閱　□其他

您從何得知本書的消息？

□網路書店　□實體書店　□網路搜尋　□電子報　□書訊　□雜誌
□傳播媒體　□親友推薦　□網站推薦　□部落格　□其他__________

您對本書的評價：（請填代號　1.非常滿意　2.滿意　3.尚可　4.再改進）

封面設計____　版面編排____　內容____　文／譯筆____　價格____

讀完書後您覺得：

□很有收穫　□有收穫　□收穫不多　□沒收穫

對我們的建議：________________________________

____

____

____

請貼
郵票

11466
台北市內湖區瑞光路 76 巷 65 號 1 樓

秀威資訊科技股份有限公司 收

BOD 數位出版事業部

....

（請沿線對折寄回，謝謝！）

姓　　名：＿＿＿＿＿＿＿＿　年齡：＿＿＿＿　性別：□女　□男

郵遞區號：□□□□□

地　　址：＿＿＿＿＿＿＿＿＿＿＿＿＿＿＿＿＿＿＿＿

聯絡電話：（日）＿＿＿＿＿＿＿＿（夜）＿＿＿＿＿＿＿＿

E-mail：＿＿＿＿＿＿＿＿＿＿＿＿＿＿＿＿＿＿＿＿

時代的無奈與味道

興許是巧合，興許是上天有意安排吧，連續接到兩個很普通卻很值得玩味咀嚼的個案。之所以說普通，是因為住院患者的病情都不嚴重，住院時間也不長；很值得玩味咀嚼是因為在他們身上有著微妙的相同經歷，這經歷卻跨越三個世代，影響所及竟天差地遠，頗有時代縮影的無奈與味道。

急診室接伯伯時，身旁陪伴著小兒子和媳婦。小兒子大我兩歲算是成長於完全相同的環境與世代，夫妻倆樸實誠懇，應對進退客氣有禮。伯伯今年九十高壽，因為終身習於農作不耐閒散的生活，三不五時總喜歡插手田間事務。一日忙於農務時不慎被石頭砸傷腳盤，老人家固執己見又不以為意隨意尋求坊間診所簡略敷藥包紮，不料傷情擴大到行走困難引發蜂窩性組織炎，被子媳強制送醫門診，其結果不言可喻……想當然爾當場被醫師住院留置。

長達十八天的治療時間，腳傷日漸痊癒，伯伯卻久耐不住日日對醫護、家屬吵嚷著要出院，醫師拗不過只得依從。卻不料伯伯當時已有輕微尿道感染的現象，伯伯當然也是不以為意更從未告知。其結果就是我們在照護期間經常重複出現看見的，出院不到兩天立刻緊急回診，一回診又再度被住院留置，也才有這一次的照護機緣。言談間明顯感受到夫妻倆的順從與呵護，心頭盪過的一絲異樣，從來沒有見過這對夫婦展露一點笑容，似乎有一股愁容緊緊的籠罩壓抑著難以穿透陰霾。回頭看伯伯時更是愁眉苦臉，眉宇間早已烙下深深的印記就是最好的證明。臨走前夫妻倆特別告訴我已交代護理師幫阿伯準備雙人病房，後來我才了解原來這個叮囑不單只是為了給予伯伯一個更好的醫療環境，其中更有著不得不的含意在。

隔天下午終於等到雙人病房入住，由於是不同的感染自然不是原來的樓層和護理站。伯伯不是一個安靜配合的病人，連換藥、包紗布都有自己的主張，而且常當著護理師的面批評她的動作敷衍，不專業，嚷嚷著躺在這裡很快就被她們弄死了，搞得護理站奔相走告這裡有一個非常難纏的阿伯要小心應對。千奇百怪的病患看那麼多，卻從來沒有見過一個莊稼漢這麼樣的惜肉不經痛。別說打針了，光是量個血壓，他都可以呼天搶地的哇哇叫。

唉喲，唉喲，別束那麼緊啦，妳這個護士真夭壽喔。打針的畫面您應該不難想像，連注射點滴、抗生素根本不需要碰觸到他皮膚的都能要人家饒他一命，荒腔走板的演出不僅讓護理師大開眼界，連同房的病患、看護都看得目瞪口呆不知所以。見識過他的惜肉如金後，大完便幫他擦洗屁股時總小心翼翼極盡輕柔，沒想還是真心換絕情的哀嚎……拜託你卡輕咧卡輕咧！叫得隔床的看護大姐實在看不過去過來跟他說：

「長眼睛從來沒見過像你這樣的男人，笑死人了。來！來！來！你自己擦好了，教教我們怎麼擦屁股像你這種人才不會哇哇叫。」

伯伯還沒聽完已經感覺不痛了，好神奇喔。感謝大姐的仗義執言，許多話我們不方便說，只能透過這樣的彼此支援來圓滿工作。不過，別以為這樣事情就了了，當然不……可能。躺回床上後伯伯的長篇大論又來了：「不是我喜歡這樣啦，吃到我的歲數你們就知道啦，我少年的時候也不會這樣，吃老後不知道怎麼會這樣。」然後又周而復始的談起他過往的簡直義薄雲天。

唉！我很歹命啊，十五歲開始幫我老爸理家，如果沒有我，阮家族怎麼可能買下那麼多田地還蓋了房子。我每一塊地都登記在我哥哥和弟弟名下，從來沒有想過自己，是我弟弟看不過去說這樣不行才勉強登記到我的名下。父母年老時沒有人要跟他們住，也是我主張每個月輪流住他們才有人照顧的。我讀過書識很多字，日文嘛會通，我還寫過好幾封信到總統府給李登輝和陳水扁陳情抗議，村長為此還特別到家裡來叫我不要再寫了。

唉！他懂什麼？村裡大家都要我出來選村長，我想說當村長沒賺湯，沒賺粒幹嘛沒事找事。那是阮弟弟愛做村長，連任二屆，如果不是我他哪有可能當選？村裡大廟要翻修，搞了好久搞不起來，一群七嘴八舌成不了氣候的人能做什麼。大家在神明面前擲筊，神明指示要什麼生肖的人出來主事，結果一大群人浩浩蕩蕩的跑來我家拜託我說沒有我不行，我才勉強跟他們一起到大廟在王爺面前擲筊，扣扣扣連續三個聖杯，什麼事都搞定了。當下我和孩子還捐助二支龍柱，結果當晚就夢見了四個號碼拿去簽六合彩中了一百萬，什麼錢我都沒花到，同樣的號碼簽二次中二次，我從來沒在簽牌的人啦。一籮筐的飛天遁地，滿坑滿谷的可歌可泣，說不完道不盡歌頌自己的美麗詩篇，聽得病房裡的其他三人面面相覷。

夜幕低垂，是我們同房三人等待企盼的時刻，經過一整天的疲勞轟炸、荒誕行徑後終於可以風停雨歇了。沒想故事永遠不到結局，伯伯從熄燈後的那一刻起從來沒有安靜過，一下子要開水喝，一下子要尿尿，一下子哀哀叫說肚子痛，一下子要下來坐著等大便，一下子又開始我要死了、我要死了，要不就是把電動床上上下下按得吱吱作響。

我輕聲地告訴他：阿伯，現在是半夜，你睡不著也別吵到隔壁都不能睡，你這樣會被別人趕出去的。他不是軟軟的告訴你他也不要這樣啊，等你吃老了你就知道。要不就是態度很硬的告訴你誰稀罕來這裡住，趕就趕啊！短短七天的照護，沒有一個晚上例外，隔壁病患的家屬在第三天要求護理站幫他們換雙人房卻苦等不到，倒成了最無辜的受害者。看護大姐忍無可忍的跟他嗆聲：你根本不是什麼大病，你是來這裡糟蹋人的，整天愁眉苦臉連看的人都會生出病來，你很福氣，你的兒子媳婦才真的可憐。

阿伯不甘示弱有的沒的回著嘴，只能說賴皮到了極點吧。七天六夜沒睡過一天完整的覺，第四晚我沒好氣的跟他說：如果你再這樣不讓人睡覺，明天我就請公司換人來照顧你，我真的沒有辦法了！你猜當晚他做了什麼「貼心」的舉動？因為他堅持拒絕包尿褲睡覺，所以尿尿時只能給他尿壺。當晚他說要尿尿，我把尿壺拿給他，你猜他說了什麼？他說：我不吵你，你睡吧！我說阿伯你真的是莊肖為呢，我不等你尿完收拾好我怎麼睡覺？他說：我還要等尿尿，我不吵你。如果這不叫糟蹋，那什麼才是糟蹋。半夜一直持續弄著他的電動床，我假裝不知道躺著不理他，沒想他還不罷休一直按上按下，實在不想伯伯又搞得隔床無法入睡，只得起來輕聲拜託他別再弄了，饒過人家吧。他竟然看看手錶告訴我：現在三點，我已經一個小時沒有吵你了，你應該睡得很好。聽完這句話，還需要我告訴你每天晚上是怎麼過的嗎？現在你也該明白，伯伯需要的不是雙人病房而該是單人套房才是了吧！

是戲如人生還是人生如戲？

大哥每天一定會來探望，每次來時伯伯就像例行公事般無止境的重複說著同樣的話，直到大哥受不了臉紅脖子粗的大聲跟他說話才願停歇。閒聊時才從大哥嘴裡知道他們太多的隱忍與委屈，大哥是蠻進取的一個人，考上警察學校後不斷進修考試，漸漸苦盡甘來逐步升遷。也為了盡孝想方設法的讓自己的服務機構不至離家太遠。

正當一切都步入軌道感受甜美安定之時，有一天阿伯突然告訴他：你回來種田，我已經把租給某某人耕作的田地都收回來了。大哥說他聽到這句話的當下不單只是晴空萬里下的晴天霹靂，而是他根本被五雷轟頂摸不著頭緒現在到底是怎麼回事？他告訴阿伯你那些地不是已經租給人家耕作好久了？人家做得好好的你也有租金收入，怎麼會突然給人家收回來幹什麼？阿伯說：我就告訴他我兒子說要回來種田，不再租給你了。

大哥氣憤的說：我什麼時候跟你說過要回去種田？我工作做得好好的。阿伯說：我不管啦，你就是給我回來種田，要不然我這些田地怎麼辦？父子間就為了這樣僵持了一些時日，氣氛愈鬧愈僵直到大哥覺得身體不適到醫院掛診，醫師警告他診斷出有心臟部分的疾病必須長期服藥舒緩。大哥告訴阿伯說他已經被他氣出心臟病來了，可不可以好好享清福不要這樣折騰他。伯伯竟然好整以暇的回他：年紀輕輕就有心臟病，不要黑白牽拖到我身上，還好年輕人身體好，很快就會好了。

這件事雙方僵持了許久卻因伯伯的不可理喻無法溝通，大哥最後選擇棄械投降，辭去了工作回家務農。經營了半輩子的工作成果，怎麼捨得輕易回家務農？大哥只幽幽的說：阮老爸叫我回去種田，如果我不回去種田，我無法想像未來的日子怎麼過？大哥和伯伯的對話間我才知道他的母親情況似乎更嚴重，因為早已食不下嚥，父子都認為在看日子了。也許是長期的陪侍照顧，父子倆談到母親時言語間竟然都淡然沒有一絲感情或哀傷。上次伯伯住院時家裡忙不過來，遠在台北的大嫂還暫時拋下家庭回來照顧婆婆，顯見子媳對父母都極其盡心。

有一天，大哥要離開時伯伯突然忙不迭的交代他：你記得到某某人那裡問問，我簽的那些牌有沒有中？話一說完好像猛然想起什麼似的告訴我：我很少簽牌啦！沒想大哥當場給他打臉，很少簽牌？每期都簽一千多算很少簽牌？哇靠！這下子連神明也無言。

第三天，伯伯口中靠他才能當選的村長弟弟也來探視，和伯伯簡直是一面顛倒的模子，笑容滿面識體懂禮親切大方。離開前告訴他的哥哥：你不要整天眉頭深瑣，你實在人在福中不知福，要繼續這樣神仙也難救啊。村長叔叔離開後，隔壁的看護大姐突然跟我說：你那個阿伯怎麼好像都在演戲？而且從來沒有講過真話。我只能微微地點點頭：我也覺得他一直陶醉在他的戲劇裡，只是我很懷疑他連自己在戲裡扮演著什麼角色都不清楚，更別談知道演的是時裝、古裝，忠孝節義或怪力亂神了。

有一次換班的護理師在牆壁上置換她的名牌並自我介紹時，阿伯冷不防脫口而出一句自以為別人都聽不懂的日語，我馬上不客氣訓斥他：阿伯，你怎麼那麼骯髒、不識鬼。他嚇一跳的低下頭，護理師急問他說了什麼？我說沒什麼啦別介意。護理師知道一定是一些不堪的話生氣的離開。阿伯竟然說護理師像日據時代的妓女戶上班時來掛上她的名牌，還自覺得意的沾沾自喜，沒想我這個看護還懂它三兩句日語，真是齷齪到極點。

第四天下午，大哥大嫂推著不良於行的母親回院門診順便上來看他，阿伯立刻像歌仔戲演員唱哭調般的對著伯母哀嚎，訴說他看到她的萬分不捨與無奈……大家都還意會不過來時他早已恢復正常的說：啊你們帶她來回診喔。媽呀！我實在看得哭笑不得，寒毛直豎。輪椅上的伯母看了看他既無表情也不答話。三人離開到樓下等診，不一會阿伯要我推他下去看看他們。門診廊道黑壓壓一片各科待診的病患與家屬，我們就候在門診門口等待。不一會醫師出現走了過來，阿伯突然放聲大哭作勢要抱住醫師：醫師，阮太太拜託你啊！你一定要救救她！拜託你啦！我知道此刻的他如果不是坐在輪椅，他早已跪拜在地磕頭如擣蒜了。

突如其來的一幕張力十足，一下子聚焦了上百雙眼睛，醫師頓時手足無措，正當我也不知如何是好之際，大哥已經接過輪椅以十萬火急的姿態奔離現場。沒想輪椅才轉了個彎，伯伯竟然又洋洋得意的告訴我們：這下子妥當了，醫師一定會認真去救她。看大哥氣得什麼話都不想說，只跟我道歉說對不起，真的辛苦你了就快步回到診間。看到瞠目結舌的這一幕我一點想笑的念頭都沒有，只覺得強烈的酸楚不斷的湧上心頭。

推著阿伯回房的過程，只覺得眼眶濕潤，腦海裡竟然可怕的一片空白，完全沒有聽進去一路上阿伯的隻字片語。我只想著此刻留在診間的大哥、大嫂，人生如戲、戲如人生，此刻，不！應該說：從未間斷地在阿伯身上上演著。活在真實世界的子女媳婦們，卻被這樣的虛擬人物擺佈一生無法自拔，無從跳脫。是孝？是順？是註定？還是緣份？

我真的很想離開，因為實在太累了，身心俱疲。卻又不想把爛攤子不負責的丟給其他同事，更不想造成大哥大嫂更大的困擾，希望能幫他們分擔的盡己所能的扛起。照護間早已忘了時常提醒妻子的叮囑：絕對不能為了照護病患逞能累垮自己的身子，不同的個案也許有不同的更適合的看護。伯伯的情況換個醫師可能早就要他出院了，因為實在已經沒有太大的問題，我常強調，醫、護、照服員、甚至家屬，照護病患的身體容易，平順病患的性格脾氣確實難如登天，視病如親隨時隨地都是巨大的挑戰。

每天查房時總盼望從醫師口中聽到：如果沒有什麼問題，明天就可以辦理出院了。日復一日感覺年復一年，遲遲等不到這一句關鍵密語。第七天的上午醫師如期來查房，伯伯如數家常的數落護理師的不是外，總能提出很多的不舒服，醫師耐心的聽完回應後踏出病房，我又再一次苦等不到那句關鍵密語。醫護離開後，阿伯又開始長吁短嘆的批評了起來，說這個醫師都沒有在聽，他跟醫師說都沒事了要出院連理都不理。天啊！前後不到三分鐘，怎麼說的出這種前後判若兩人的話？隔壁看護大姐一聽真的火冒三丈馬上嗆說：剛剛醫師來你一直強調這裡痛，那裡不舒服，出院兩個字連提都沒提到，不要醫師走了才在那裡狗吠火車啦。

這下子阿伯好像被點到痛穴般的倏地坐起：我明明一直跟醫師說我要出院怎麼沒有？還在強詞奪理顛倒黑白。我輕輕的插了句：阿伯，你剛才從頭到尾真的沒有跟醫師提到你要出院的事，這沒什麼值得爭辯的。沒想情緒的星火能這麼放肆且快速的肆虐燎原啊，阿伯感覺自己騎虎難下更加惱羞成怒一發不可收拾。來，來，來，你給我放下來，我自己去護理站找護士辦出院，自己叫計程車回去。怎麼還來這套？每天把床上上下下弄得震天價響，你早就可以行動自如了還老狐狸般的找這種台階下，而且這種爛梗我怎麼接都不是啊？天意如此吧，阿伯盛怒難當之時平常下午才會來探視的大哥大嫂竟然奇蹟般的出現了，不容我們開口阿伯已經咄咄逼人一連串連珠炮炸向大哥大嫂，直到大哥大吼一聲：你從小到大都要別人聽你的，你可不可以先不要說話聽聽我的？剎那間整個病房裡空氣凝結，我趁勢跟大哥說：伯伯的情況不妨再問問醫師，如果可以帶藥回去吃，我覺得回家對他會比住院好。

就像台灣的八點大戲一樣，完全沒有劇情光怪陸離的節奏竟跌破眾人眼鏡的變成主流。大哥找來醫師詢問，伯伯堅持出院，最終當然圓滿成交，這個病房終於可以獲得寧靜，只是大哥大嫂臉上的陰霾更形憂鬱了。大嫂在結清看護費用之際頻頻跟我道謝，一直說你辛苦了，我們知道真的很辛苦。我輕拍大嫂的手說：妳才真的辛苦了，妳好勇敢，真的難為妳了，妳和大哥一定要照顧好自己。

大嫂眼眶泛紅淡淡的說：我也不知道能撐多久。我懂，我真的懂卻接不上話……為了這個父親，他們的半輩子全都犧牲了，可能還得賠上下輩子健康的身體。為了這個情緒隨時失控的老人，家裡所有的碗筷餐盤全都換成鐵製品，記得有天早上告訴他要到樓下買早餐時，他竟然問我：阿是買你的還是買我的？那種感受你知道嗎？每餐吃飯前總說肚子不怎麼餓，不然不要吃也沒關係。不到三分鐘他一定告訴你：啊不然吃一點好了，不然等一下還要吃藥，一點點就好。結果毫無意外的總吃完一整碗的飯菜。當你還在忙著處理手邊的工作時，他已經急著交代二項工作要你馬上處理。

大哥大嫂推著伯伯離開病房後，我走過去向隔壁的阿伯和看護大姐致歉：不好意思我照顧的不好，連累你們了。他們異口同聲的說：你夠辛苦了，撐到最後，換成別人早就落跑了。離開前我到護理站找到熟悉的護理師跟她道歉致意，護理師輕聲的回我：辛苦了，大哥。別再繼續接班，回去好好休息休息。這是我看護生涯以來第一次慫恿病患出院，希望也是最後一次。

回到家，躺在床上好想長睡一覺卻輾轉反側，腦海裡不斷浮現這週來的一幕又一幕。想著大哥大嫂他們怎麼過的生活，如果，我算是好的看護，我何其盼望得到家屬的認同與敬重，也能視我如親。

伯伯確實認識很多字，他會看到這篇文章嗎？希望很多的父母看得到，別再上演一幕幕無法收拾的悲劇了。

下一個停靠站會叫幸福嗎？

相同的世代，迥異的心態

短暫兩天的休息，重新收拾好心情出發。午後一點半二樓加護病房接到我照護的伯伯，躺在病床上的伯伯回病房的一路都睜大著眼睛四處張望，看來精神奕奕活像個好奇寶寶。躺在健保房裡一切整理就緒，伯伯早已迫不及待地要告訴我這次住院的百思不解和在加護病房的種種。

今年九十三歲的伯伯和父親同年，稍微削瘦卻顯然健康的身材，健談而不失風趣，少見的憐憫睿智又能體貼待人，是極為難得的照護個案，也讓我更想在伯伯的人生中多挖掘一些珍貴的寶貴經驗。

五天前的一個早晨，伯伯跟熟識的理髮店約定八點整理門面。由於只隔了二條街道，伯伯七點四十五分騎著他的電動機車出門，才拐過一個街道騎乘在路旁就被一部自小客擦邊撞倒，醒來時人已進了加護病房。

他一直強調他騎的很慢又很靠邊，百思不得其解怎麼還會被撞？再三強調出院後一定要問清楚怎麼會被撞的，四天的加護病房裡伯伯已經在心裡推演過百遍千回仍苦思不得其解，看來心裡的疑雲未解之前這個疙瘩總格外困擾。幸虧伯伯習慣戴上安全帽，頭顱內部只有輕微淤血稍稍影響視覺神經，四天加護病房的觀察和治療確定沒有腦震盪的現象，手腳四肢也只有輕微的擦傷算是不幸中的大幸。

雖然伯伯健康清矍行動自如，我還是訝異於九十三高齡的他竟然還自己騎乘電動機車。伯伯頗為得意的說如果不是兒子堅持幫他換電動機車，他還是想騎他原來的加油機車呢！我叮嚀伯伯出院後千萬別再騎機車了，換電動的四輪車代步啦，伯伯竟然很可愛的告訴我：這下慘了，錯不在我，罪卻要我承受，恐怕子女真的不會讓他再騎乘機車了。

伯伯學的是日文，中文是靠自己摸索進修得來的，他總謙虛的說自己沒讀什麼書，但是卻在人生過程中屢得長官賞識，很快的都能身居要職，自己很感激也很知足。正因為知道知識不足的苦，所以他竭盡所能的希望子女都能學無止境，孩子們也沒有辜負父親的期望奮發向學，工作上也獲得相當程度的回饋與報酬。尤其第三代更青出於藍學位更高，成就更大。

老人家津津樂道的樂在其中，伯伯確實是個與眾不同的長者，九十三歲的軀體裡蘊藏著豐富的睿智聰慧、豁達開朗、樂觀正面、謙虛風趣、好奇向學又觀察入微的人生哲學，靈魂裡卻時而可見隱藏著一個七歲慧黠童稚，頗具玩心的精靈。如果您也一樣喜歡金庸小說，姑且讓我這麼形容吧，伯伯就神似五分的一燈大師加上三分的洪七公還參雜了二分的周伯通。遇上這千載難逢的機會，希望能把握有限的時間好好閱讀，吸納這本罕見彌足珍貴的活字典，評估伯伯的情況應該隨時都可能出院吧。

這個健保房裡最年輕的房客六十初頭，也是來門診就被留置住院的。單槍匹馬沒有家人陪同，考過照服員的丙級技術士卻完全沒有接觸過這個行業，大哥也是這間健保房最安靜，行動自如的唯一。左側是一位年近九十的伯伯，病床貼牆就明顯告訴你他是一位躁動的病患，所以病床要緊緊靠著牆壁，另一邊則緊貼著陪病床確保不會有意外發生，照顧他的是年近七十的大兒子。對面也是一位八十好幾的伯伯，久耐不住的住院讓他隨時起身想下床離開，輪流照顧的是伯伯的女兒和孫女。

偶發的狀況常搞的兩旁熱鬧異常，白天尚且都能相安無事，夜幕低垂後卻輪番上陣活像野台戲打對台般的精彩。先是對面的伯伯執意下床，弄得孤零零的孫女手足無措。我還沒起身過去協助，伯伯已經主動開口要我看能不能幫上什麼忙。伯伯的主動對我們這種略帶雞婆的看護無疑是一道如獲至寶的尚方寶劍，我二話不說就到對面的伯伯旁安撫起來。不料火還沒澆熄呢，左側的阿伯好像被感染般突然扯掉手上的點滴針頭，我慌忙請那位孫女按下叫人鈴請護理師過來協助，急忙先安撫並按住躁動伯伯的出血。

值班護理師才跨進病房立刻又按了叫人鈴尋求支援，一下子又進來兩個護理師奔進奔出好不熱鬧。我瞥見我的阿伯正好整以暇的坐在床上，笑看著這一幕忙碌但不嚴重的鬧劇，神情有趣沒有一絲不悅。第一個晚上，這間健保房就這麼上演著這樣繽紛熱鬧的戲碼三次，甚至到凌晨三點時躁動伯伯的兒子竟然拿起手機打給他的弟弟：你現在過來換班，我實在受不了了。

哇！半夜三點呢！這就像記憶中瀕臨消失的整人遊戲噩夢，新訓中心半夜突襲緊急集合般的鮮明重演，實在有點不可思議卻活生生的在你眼前上映！果真，報告那個班長，不到半個小時弟弟已經出現在病房裡準時接班，可能怕被軍法處置吧，也許您也覺得不敢置信，卻更可見照護辛苦之一斑。

這一晚，在這間病房裡沒有一個僥倖，流彈所及個個人仰馬翻、東倒西歪，除了我的阿伯，一點倦容都沒有的告訴我：幸虧有你，不然我看會更慘。你真的不簡單，一個人搞定那麼多事，從你的外型到談吐怎麼看都不像看護。你一定是讀過很多書，見過大世面的人，我實在很有福氣得到你的照顧。啊你只蓋那件薄毯子怎麼會暖和？我來跟護士要一件給你……此時此刻，這來自於我照護的九十三歲伯伯的一番話怎不教人溫暖齊湧心田，除了感動，還是感動。

伯伯就像我所熟悉的鄰里村落的老人家，子女都在外求學、就業、紮根成家，因為不習慣都會生活只能無奈的選擇獨居。十幾年前伯母辭世後他便已經這樣打理自己的生活一成不變，自己騎車去購物，一次準備好當日的午晚餐，偶爾騎車回醫院門診拿藥……子女們經常回來探望，也一直希望能接去奉養。我告訴伯伯這樣真的不行，你那麼疼愛孩子，孩子也那麼孝順你，如果像這次有個什麼意外，旁人一定指指點點說你的孩子不孝。

這次康復以後，無論如何一定不能再做獨居老人啦。伯伯頓了頓說他都知道，他也想過，只是不曉得孩子們會怎麼安排？會要他像吉普賽人一樣的輪流住？還是固定住在一個地方？也不知道是不是每個孩子都那麼真心的想奉養或只是不得不的例行公事？

原來，伯伯的腦海裡早已打轉糾纏了這許多，卻從來沒有對孩子吐露過，台灣根深柢固的傳統倫理無形中卻成為溝通的障礙，讓深藏兩端的愛苦苦煎熬無法暢言。我問伯伯，如果可以讓你選擇，你會希望輪流住或固定地方住？伯伯說當然希望固定地方住，因為擔心不是所有孩子都那麼真心孝順，可是固定地方住對奉養的人又不公平。我又話家常的問他：阿你希望跟誰住？伯伯的答案和我猜想的一樣，他希望跟老四住，因為四哥買房子的時候伯伯有支援過他一筆金額，其他的兄弟倒從來沒有請他幫過什麼忙。其實這兩天和伯伯聊了許多後，自己也幫伯伯描繪了一些未來的輪廓，四哥那兒確實是伯伯未來最適合、最讓人放心的歸依。

在伯伯的敘述裡，年輕時的四哥是兄弟裡唯一不愛讀書的一個。翹課摸魚、鬼混放蕩，很長的一段時間連他都不知道這孩子究竟都在做些什麼，最後開起聯結車來努力地討生活。直到論及嫁娶時，未來的岳父直言無諱地說如果繼續開聯結車他這輩子不可能把女兒嫁給他。至此，四哥才安定了下來，藉由父親的資助買了房子，朋友也無償提供土地讓他利用，四哥也很爭氣把水果種得揚名立萬，在當地闖出一番名氣。由於四哥過往的不同經歷，讓他更認真誠懇的在當地紮根廣結善緣，不出幾年鄰里鄉親紛紛鼓勵他出來競選里長。四哥謙虛的說他只是一個外來客不能喧賓奪主婉拒了鄉親的美意，新當選的里長還刻意在當選後前往致謝，顯見四哥在當地頗得人和，談到這裡的伯伯總是眉開眼笑，溢於言表的欣慰。

其實，四哥是伯伯最掛意的孩子，卻還不是伯伯最疼愛的孩子，但是只有四哥居住的環境和阿伯相同，尤其幾步路就能走到老人活動中心，況且伯伯在四哥處住了幾次早已熟識了一些老朋友。再加上四嫂對阿伯的極盡孝順，對一位九十三高齡的父親來說，這絕對是最完美、最適合終老的地方了。可是，伯伯明天就要出院了，短短不到二天的時間我連伯伯的孩子都沒見過，即使明天見到又能如何？

這一夜，我竟然輾轉反側無法入眠，絞盡腦汁卻思索不出任何良策能得體的提供協助……

居家照護，是為了更靠近你一點

國人常把「心誠則靈」掛在嘴邊，當然，不會每次心誠都靈，但我更喜歡謀事在人、成事在天這句話，也許虔誠的祝禱更容易上達天聽吧。我不明白人定勝天這句話緣自於什麼樣的時空背景，除了想要勵志之外是否還夾帶著其他的意圖。總覺得人類科技發展得愈極致，就該更明白人類的渺小與脆弱，就該更懂得謙卑與自省。無奈換來的總是窮兵黷武、文攻武嚇和彼此的張牙舞爪。人定勝天相對於日新月異的科技競逐，卻是好無知不圖反省的一句話呀，浩瀚穹蒼裡，天在哪裡？總在傷心欲絕窮途末路下才會把「天」擺在心裡外，多數人的眼裡哪還見得到天啊！

第三天一早，四哥從鄰近的高雄趕來，和我聊了這兩天的狀況後。出乎意外的突然邀請我一起回去做居家照護，面對這突如其來毫無預期的邀約我竟然不加思索的一口答應，生怕四哥突然反悔似的迫不及待的接受。哇！昨晚的輾轉反側一夜難眠，主竟然這麼輕描淡寫的幫我輕鬆搞定，向來婉拒居家照護的我也毫不猶豫答應前往，打電話向公司組長報備時都還清楚感受她的疑惑與震驚。終於出現機會可以協助伯伯圓夢，心裡頓時踏實了許多。回家，變得好似我比伯伯還要期待雀躍。

回家前，伯伯還有一項任務得先完成，那就是到派出所製作事故筆錄。年輕的肇事者和媽媽都到場，事故現場的存證和筆錄肇事者都坦誠不諱。完成筆錄後伯伯似乎也已在心中勾勒出整件事故的藍圖，伯伯懷疑年輕的肇事者當天可能睡過頭急著上班，才選擇一般人較少走的方向想飆速抵達，終至閃失釀成這次事故。

年輕人好像也不是第一次肇事了，倒是他的媽媽每日來探視問好，雖然住處相隔不到幾條街，但殷勤的出入卻也讓伯伯私底下暗自稱許。假以時日，只待伯伯顱內積血排除，視覺神經恢復正常，如無意外應該很快能達成和解吧。剛踏進家門，四哥因為筆錄耽誤了冗長時間早已迫不及待的歸心似箭，原來現在正是果園人力最吃緊的時刻，而四哥校長兼撞鐘早已忙得不可開交，簡單交代幾句話後就神色匆忙的離開了，伯伯似乎也早已習以為常的淡定不以為意。

伯伯住的是標準的三樓透天建築，除非需要用到二樓的洗衣機外，所有起居都能在一樓完成。進屋後驚訝地發現屋內井然有序，真的有點一塵不染，簡單幾個相同的紙箱有條不紊的擺放著收納整齊的相關物品，重要記事或回診日期則夾在當天的日曆上不多費神。伯伯和我的岳父就像是馬蓋先附身一般，總有天馬行空的巧思創意讓生活顯得處處驚奇，對於這樣的老人家除了自嘆弗如，佩服的五體投地外，只能說自己很對不起自己的腦袋了，相信「他」也早已覺得遇人不淑所託非人吧。

伯伯餐飲的隨和不挑剔、不忌食早在住院時就已見識，住院患者能像伯伯這般怡然自得、不皺眉、不嘮叨自然地一口接一口把院餐吃乾抹淨的真的不多。基本上你準備什麼，他就吃什麼，從來不會嫌棄或下什麼指導棋，當他誇獎你的時候表示那道食物特別合他的胃口。剛開始伯伯總擔心我沒吃飽，一味地要我多吃多吃，自己倒更像客人般的斯文全賴我強制的挾菜給他。後來，我總把餐飲分成二份讓伯伯先選，伯伯選擇的自然是較少的那一份，他會笑笑說：你都這樣給我設計，真厲害！生活裡總覺得他對自己的讚譽有加就像家常便飯般的頻繁，慢慢地才了解原來伯伯並不那麼隨口稱讚別人，而是經過他的觀察、體會、感受之後發自內心的讚美，讓我不得不對眼前的伯伯更加刮目相看了。

聊天時，伯伯說他有幾位歌友常會來家裡唱歌，誰會唱什麼？誰不會唱他可都一清二楚。說著說著從案几拿出了兩本口袋型的小筆記，裡頭密密麻麻的寫滿人名、歌名和點播號碼方便他點歌輸入。天啊！你能想像嗎？一位九十三高齡的阿伯，提供場地、提供機器、提供茶水，再鉅細靡遺的為他的歌友做了這麼多貼心詳細的記錄，只為排遣生活上的孤寂。伯伯說誰有時候會帶A片來放，現在你來了我就告訴他機器壞了只能唱不能播，省下許多麻煩。

還說有三個女生在追他，每個禮拜都會來個一兩次，還好一個現在有腳傷行動不便，其他兩個出現時叫我不用理她們。反正趕也趕不走，就隨便她們坐在那唱歌聽歌吧。在我還意會不過來愈聽愈糊塗的當下，伯伯卻話家常般的說了這一長串，直到見到我目瞪口呆一臉狐疑的表情時，伯伯更正襟危坐正經八百的跟我說：你以為我在開玩笑？沒有啦！每一句都是真的，句句屬實啦！只是在戶外的活動中心認識就找上門來了，剛開始不讓她們進來，竟然直接坐在騎樓下賴著不走，惹得鄰居詢問還哀憐地說：她只是想跟我做朋友，誰曉得竟不讓她們進門，你說不開門讓她們進來不難看嗎？偶爾碰在一起時還會爭風吃醋、勾心鬥角呢，其中一個還有一次耍心機設陷阱要色誘我。唉！真的像蒼蠅啦，趕都趕不走喔！

MY GOD有沒有搞錯？這裡還是不是台灣呀？怎麼聽完後我整個人頭皮發麻天旋地轉啊。不過才隔了幾個鄉鎮，怎麼這麼誇張呀？慢慢地腦海裡不自覺浮現剛踏入職場時，有一位對我照顧有加的主管正是當地人，這位主管就像渾然天成的笑話高手，信手拈來就是串串相連到天邊的笑話。任何笑話經過他的畫龍點睛總格外活靈活現，其中最最光怪陸離、荒誕不經、最經典、最教人噴飯的就是當地的軼聞。每當眾人捧腹大笑又流露嗤之以鼻的不可置信神色時，他總立馬擺起嚴肅的說：不相信，這些事我從小耳濡目染記都不用記。這些人都還在，我馬上載你們去看。三十年過去了，這會兒隱約還能流淌出記憶不全的這些天方夜譚般的經典笑話。至此，才恍然大悟，這真的不是笑話，這一切還真的其來有自，或許是地緣，或許是種族，我將親眼看見，卻又無法理解。

第三天一早，期待中的第一位「女生」終於現身了，這位挑戰者一號今年芳齡八十有一，相對我的阿伯的確也算幼齒。搭乘兒子上班的便車，一進門就熟悉的坐在可能屬於她的位置吧，接著兀自喃喃自語了起來。說阿伯住院的這段期間她來來回回了好多次，看鐵捲門都沒開還曾跑到醫院去，伯伯又在加護病房不得其門而入，見不到人也無處詢問說的一路酸楚、楚楚可憐。咱們的阿伯果真把她當空氣般怡然自得的高唱他的日文歌曲，有時候重聽卻也變成了一門利器。

看不懂演的是哪齣羅生門，也搞不懂扮的是什麼時代的梁山伯與祝英台，我只能忍住不笑地欣賞這難得的一幕不同年代的家家酒遊戲。午餐時我刻意帶伯伯進廚房用餐，留下自備野餐的追求者在客廳獨自享用，伯伯竟然偷偷地對我豎起大拇指誇獎我反應的好。雖然伯伯有睡眠障礙晚上都得靠安眠藥才能熟睡，我還是習慣請伯伯下午上床假寐休息一會，不然伯伯永遠像不斷電的勁力電池般不懂休息。伯伯一上床，追求者一號也毫不扭捏的躺在長條木椅上呼呼大睡，養精蓄銳繼續下午的征戰。

這位追求者可真的把全家當成我家的自在，茶水、餅乾、糖果、水果來者不拒，不僅會主動取用，臨走前偶爾還會偷偷的打包帶回，一切看在眼裡的伯伯怎麼不會心知肚明這絕不是理想的媳婦啊？記得她第二次來的時候可能太得意忘形吧，竟然得寸進尺的對我說她中午就跟我們一起用餐了，因為她沒有準備。我只是若無其事的跟她說：拍謝，沒有準備妳的餐。這時她有點惱羞成怒的說：你這個少年耶怎麼那麼計較？一餐是能吃多少？我還是淡淡地說拍謝啦！不是一餐多少錢的問題。我是阿伯花錢雇用的，主人沒有特別指示我不能隨意做主啦。

稍一放手，這一餐吃了怎麼可能就這一餐呢？怕是永無寧日啊！一個個軟釘子碰得她渾身不舒服，要幫她買午餐又說不必，害得伯伯當天消耗掉好多餅乾。最誇張的一次是得知阿伯即將被四哥接去奉養時，竟神不知鬼不覺偷偷溜上阿伯的床躺在他的身邊午睡，害咱們阿伯如坐針氈動彈不得，可憐到連翻個身都不敢。我慌忙跑進廚房削了些蘋果把阿伯叫起來吃，才解了阿伯的苦難壞了追求者用心良苦的詭計。

事後伯伯對我說：幸虧你太聰明，要不然真的痛苦啊，想要我不小心去碰觸她，還好要到老四那裡去了，不用再擔心這些了，這地區的居民男男女女確實與眾不同，即使比例不高也足夠教人驚心動魄了。伯伯的歌友其實很少，最經常過來陪他的乾伯對他真的很照顧常常關注，七十幾歲身體硬朗的人。伯伯說他們夫妻不睦，乾伯都公開帶小三去唱卡拉ＯＫ，乾嫂找過伯伯幫忙，伯伯說這種家務事外人真的不好插手，但還是曾經盡責的告誡了乾伯一些。之所以用一個段落結束這些日子來的種種奇遇，只是不想讓這些無法理解佔據了太多篇幅。子不語怪力亂神，我更不想為這些寰宇搜奇贅述更多的之乎也者。無論如何，我算見識過一種另類的風情民俗，而為了不願干擾子女生活一直躊躇不前的伯伯也終於不用再委屈生活，可以自由自在地呼吸屬於大地的自由氣息。

人生總會發生笑不出來的事

陸陸續續地在居家期間見到伯伯的子女家人，每個人都很有素養德才兼備，尤其是大哥大嫂更散發出不凡的風範。大哥是手足間學識最豐、成就最高，也是性格最貼近伯伯的孩子，話一投機竟天南地北無所不談的聊得像舊識故友。我也趁機將伯伯放在心裡多年的心事一字不漏的告知，大哥說多年來一直不斷的提過奉養的事，可老人家從未允諾，更沒有表達過隻字片語。不理解為什麼這麼單純的事卻拖了這麼久的時間才從我這裡得知，而我與他生活不到短短數日竟全然洞悉父親的內心深處，除了再三感謝我的知會外心裡難免有不足的遺憾。

我告訴大哥，這就是台灣社會過去傳統倫理下的舊包袱，讓我們因為謹守尊卑的界線不逾矩，反而流失了那份自然的相處與純真的無話不說。這個家真的是父賢子孝兄友弟恭的榜樣，大家對伯伯孝敬有加卻不敢輕易言笑；伯伯對你們關懷備至卻又不輕易表達。傳統讓我們習慣內斂的把愛擺在心裡，其實只要有人起頭跨越那條界線，很快的會感染其他家人隨後跟進，我只是比較離經叛道不喜歡被太多傳統綑綁約束罷了。大哥聽完若有所思的默默點頭，握緊我的手說：謝謝你，難怪父親那麼稱讚你，這些事放心交給我吧。在還沒安排妥善之前還要請你多幫忙……聽完大哥的話我如釋重負，知道自己終於完成了這趟的最重要任務，我告訴大哥……接去和親人同住愈早愈好。大哥點了點頭。

從照顧伯伯的一刻起，我從沒聽過他有半句的怨天尤人，甚至連眉頭都沒見他皺一下更別說愁眉不展了。伯伯的年輕歲月其實是一段充滿辛酸的艱辛苦難，但他娓娓道來的當下竟能語調平靜就像在說著別人的故事般沒有情緒，那麼多的酸甜苦辣他要嘛輕描淡寫的帶過，要嘛隻字不提。耳邊聽到的永遠只是他的自信、感激、喜悅與豁達。這絕不是一般常人所能輕易做到，在他身上卻能自然毫無痕跡的表露。曾經是富甲一方的望族，卻在祖父輩揮灑一空由天庭墜落凡塵，雖然當不成紈絝貴公子，父親還是承接了幾筆土地足以維生。

父親學過一些國術拳腳骨幹精實，不苟言笑的性格在傳統的社會裡更顯威嚴讓人不敢直視。母親早在伯伯年幼時即已撒手，記憶中連依稀彷彿都很難拼湊。只知道父親不久續弦再娶，二娘卻在生下弟弟後不數年也撒手人寰，似乎命中註定父親名下無妻。正值青壯的父親頓時手忙腳亂難以兼顧田間雜務和二個稚子，後來又與一女子同居不敢明媒正娶希冀能逃脫不能說的噩運。無奈，女子生下一男嬰後仍難逃猶如被詛咒的宿命。從此父親絕望，認命未曾再起心動念，沒有憂傷，嘆息或自艾自憐，伯伯還是輕鬆的話著家常。伯伯沒有多描述他的童年，我也不想多問，期間的辛酸我想寒天飲冰，不會是你我所能想像體會的吧！

一個拳腳俐落，嚴肅易怒又連三遭逢喪妻劇痛，卻又得獨自提攜撫養三個稚子的年輕父親，身為長子的阿伯我相信處境堪虞恐怕都不足以描繪他當時即將面臨的一切。該是多麼不足為外人道的悲苦艱澀，幼小心靈與身軀如何在承受這可能度日如年的苦難下還能扭轉幻化成滋養心靈的自信，豁達與開朗，我真的百思不解。

新婚不久的一個傍晚，伯伯汗流浹背的自田裡返家，還沒跨進三合院就遠遠地見到父親瘋狂的拿著扁擔追打著妻子。伯伯還是不帶情緒地緩緩訴說，我想阮老爸是拳頭師父，隨便一個錯手阮老婆再多條命也不夠。伯伯沒有細問緣由，當晚要妻子整理簡單行李就此搬離家庭，赤手空拳的開始闖蕩自己的生活。說來簡單，做起來恐怕不可能如此這般的盡如人意。沒有相當的過人勇氣與毅力堅持，甚至還有事件當下激烈的不堪言語，不會有人知道劇情的發展。因為沒有待續，沒有下回分曉，這一切都深埋於伯伯心中。

離家後的伯伯似乎頓時打通任督二脈般的盡情展現個性上的優勢，從磚窯廠的苦力做起，不數年竟然扶搖直上竟至磚窯廠廠長。幾年後尋思磚窯廠終將從繁華轉而衰落，竟毫不眷戀的離開辛苦有成的甘甜職位，轉而進入一手掌握當時農業命脈的水利單位由基層做起。透過自己的勤奮好學及屢得人和，又逐步升遷來到現場控水主任，事業、家庭一派和樂，接踵而至的添丁弄瓦更讓夫妻倆忙得不可開交，忙得不亦樂乎。

正當一切倒吃甘蔗的此刻，父親的一句召喚：回來幫我種田吧！伯伯說當他聽到阮老爸叫我回來種田的當下就不加思索的答應父親，攜家帶眷收拾所有細軟回到離開十餘年之久的家。阮老爸叫我回來種田，好熟悉又感覺好震撼的一句話，這時才猛然想起之前照顧的伯伯用不同的方式逼迫大哥做同樣的事情。可是，一字之差的話語：阮老爸叫我回去種田ＶＳ阮老爸叫我回來種田，咀嚼起來卻有那麼天壤之別的酸澀。相隔半個世紀的時空，跨越三代的背景，同樣的一件事卻有著不同的匠心與迂腐。

民國四十幾年，正是先民胼手胝足、蓽路藍縷奔忙於農耕之間人力最為吃緊的年代。舉凡犛田、插秧、放水、除草、施肥、收割、曬穀、儲藏，沒有一樣不需仰賴大量的人力，即便在當時重男輕女急需勞務人口的需求下，女性也毫無豁免的需擔負起一切相同的角色，甚至得內外兼修一人身兼數職。此其時任何人力的投入都將展現立即的成果，揮汗播種下不僅得以糊口，更有機會開疆闢土逐步致富。或可理解伯伯父親對人力需求孔急的急迫性，也確知透過家人的努力一樣可以為伯伯奠定不錯的基礎。姑且不提伯伯的豁達與孝敬，毫不猶豫的放棄一切回家團員，伯伯父親的出發點何嘗不是希望有生之年能攜手為子女打造未來。

而九十幾年的民國，早已物換星移人事全非，田間農務不僅早已被機器取代，菲薄所得甚至難以糊口更別奢望養家。殘留於鄉間耕作者無非七十以上無法忘情的老莊稼，藉由田間漸少的農務打發時間換取一點零用，尤其休耕補助時荒廢的土地竟比耕作者多，此情此景不勝噓唏，也不必多言。真正的有機農業談何容易，座落在不對的土地有時連想都別想。前一個阿伯將租賃多年的農地因一己之私，編纂莫須有卻得由兒子背負的理由強行索回，蠻橫強迫任職公職良久，不數年都能辦理退休但目前卻仍食指浩繁的兒子接受。為的只是這些田不能任由荒廢的迂腐。相同的年代、相近的年齡，隔了半世紀的沒落繁華。同樣的一件事，一位是施予者，一位卻是收受者，何其匪夷所思？何其諷刺不堪？

一個禮拜後伯伯的未來確定由四哥接回孝敬，伯伯也還是一如往常的作息心如止水的不起波瀾。四哥抽空回來和肇事者的媽媽商討和解事宜，雙方洽談甚歡的當場達成共識。熟料，當媽媽回家偕同肇事者和爸爸回來簽署和解書時，肇事者的爸爸卻倨傲地翻臉不認帳一味指責四哥他們的不是，說他們不負責任的放任一位高齡老人獨自騎乘機車才會惹下今日的禍端。他不能接受剛才太太談妥的理賠，當然也拒絕簽署和解，四哥不愧是見過大風大浪的平靜表示，要送調解委員會沒關係，下個禮拜他會接父親回高雄，一切回歸醫師交代的至少半年的觀察期，時間還早大家慢慢談。眼看就要平和落幕的事件卻瞬間豬羊變色的橫生枝節，我相信最後吃虧的還是肇事者的一方，而最倒楣的卻是肇事者的媽媽，過程中她所有的努力不僅前功盡棄，恐怕還得換來一頓責備謾罵吧。

居家照護第十八天的一大清早，四哥依約前來接伯伯回高雄同住，倒是來得這麼一大早連伯伯都措手不及。簡單的攜帶物品早已幫伯伯整理妥當，服用藥物和回診單也清楚的條列並叮嚀四哥。即便心裡明白以伯伯的貼心替人設想，他是再無可能回到這兒暫住，我還是很不捨的告訴伯伯：不管什麼時候你想回來這裡住幾天，只要一通電話我會馬上過來陪你。伯伯沒有多說什麼眼眶泛紅的快速坐進車裡，佇立街頭，目睹車子飛速的離去，搭載著我深深的祝福。

為別人撐傘，別為人撐傘，一字的錯位，其過程和結果何止相去千里。就像雨中嚎啕般劃不清是雨水還是淚水，親子間的事情孰能斷然誰是誰非，一切端賴當事者的咀嚼與昇華。也許，過了豁達，下一站將是任您揮灑的海闊天空。我是看護，微弱的謹守本份為全天下茹苦含辛呵護子女的偉大父母致敬；也為可能備嘗酸苦恪遵孝敬的子女獻上最高的敬意。

欣慰，曾經擁有；遺憾，來不及說

年少輕狂，不識幸福

沉重地結束兩位阿伯的章節，心裡卻一直餘波盪漾，擺脫不了許多翻騰的情緒，總覺得文章未竟，後續還有太多的沒有完成。本想一鼓作氣延續心中的遺憾，又擔心冗長的篇幅教人作噁，乃決定另立章節獨立成篇，希望既維繫藕斷絲連的餘韻又能柳暗花明的自成一格。

也許因為伯伯與父親同齡難免有多少移情情愫，又加上伯伯這麼曲折特別的人生閱歷還能保有無比正面的生活態度和赤子之心，不免格外教人憐惜。九十三歲伯伯的人生一定還有很長一段盈滿平安幸福的生活，而父親，卻已在清寂的墓園臥躺了二十五個年頭。雖然父親的墳墓是墓園裡最頻繁香煙裊裊，最乾淨整潔，最有人陪伴聊天的處所，卻掩蓋不住樹欲靜而風不止，子欲養而親不待的事實。

以前不懂，真的不懂，也從沒想過，年少輕狂的只是為賦新詞強說愁。總以為以父親的健康狀態九十算什麼？未來的百歲人瑞肯定有他！沒想一場車禍瞬間宛如地裂山崩，這句話一下子全懂了，懂了……卻也一輩子來不及了。我在父親墳前兩側刻上【欣慰，曾經擁有】【遺憾，來不及說】，一方面表達對父親永不休止的思念，也提醒自己對母親和身邊家人的即時說愛，別再讓自己的人生有悔……有憾……

如果父親還在，他一定比伯伯還笑逐顏開，還幸福洋溢吧，因為我一直沒有離開他們身邊，我也從一個脾氣火爆的叛逆兒變成一位膝下承歡的老萊子。兄弟姐妹更是每日電話不斷，每月攜家帶眷回來省親報到，再久，我們也只能把對您的思念遺憾加倍補足在母親身上。我的求學生涯只有短短四年的循規蹈矩，再來就是囫圇吞棗的得過且過乏善可陳，胸無鴻鵠之志沒想進，也進不了明星學校，託九年國教之福一路順遂。擠進一不需志願的國高中，每日行屍走肉般好像也頗如魚得水，糟的是怎麼唸都難逃放牛學校明星班的魔掌？什麼？放牛學校不能有明星班？什麼狗屁倒灶的謬論。明星學校才打死不承認有放牛班呢！莫名其妙的總成為學校知名人物，卻總惹來誨我千遍也不厭倦老師的特別關愛，唉！誰不知道這裡的牛頭可能連外面的鼠尾都排不上？何況我真的不喜歡這些枯燥無味正規的教科書呀，何必硬雕朽木？糞牆硬塗啊！幾千百個日子幾乎一成不變的就在這拉拒間琢磨消逝。

大學聯考算是高中畢業的另一個代名詞吧，上了北部一間知名的私立學院，學費昂貴的令人咋舌家裡根本負擔不起，自己反正也沒想繼續求學。稟明父親自己不想唸書也不是讀書的料，拜託讓我去工作吧。父親的反應其實已不復記憶，只知道簡單收拾行李就北上住二姊家，並透過大姊友人的介紹進入新莊的中華電纜從最機械式的流程做起。薪水雖不高，但家裡少了一份支出多出一份收入，對負擔繁重的父母絕對是鉅大的幫助，心裡想著想著反而更舒坦了起來。工作不到兩個禮拜收到父親寄來的一封家書，裡面附上一張四萬九千元的匯票，我驚呆了，真的驚呆了！

這可是家裡好幾個月的收入啊。忙不迭地展信閱讀，父親只簡短交代要我去補習班繳費報名，務必要我成為弟妹的好榜樣，不能讓弟妹依樣畫葫蘆的不求上進。哇！頃刻間又直墜五里霧中，我的媽呀補習班。四萬九咚的一聲丟進補習班浩瀚的無涯學海裡，離鄉背景如脫韁野馬的我又遇上來自鳳山眷村小馬那一掛，地緣關係讓我們更整天和在一起。雖不滋事打架但每天流連鬼混西門町，日子過得好不愜意渾然不覺光陰飛逝。

補習班的班導是東吳大學夜間部三年級的工讀生，對我簡直比親姊姊還好，每天將我翹課缺席的所有試卷填上答案整齊的擺放桌上，她告訴我，之所以沒有將曠課單，成績單寄回家不是因為我的拜託，而是她不知道我的父母收到後該有多麼痛心？距離聯考三個月前，她給了我一封冗長卻很沉重的信，苦口婆心的提醒我準備面對三個月後的事實。想一想我的父母為我所做的犧牲與期待，換來的是我這樣的回饋報答。

看完了信好像被當頭棒喝般一陣暈眩，剩三個月了，我到底在幹什麼？我不是在糟蹋自己，而是狠狠地糟蹋了我的父母和關心我的班導，原來姊姊是這段期間天主特別安排在我身邊，防止我繼續向下沉淪的守護天使。三個月，我只剩三個月了，我只能什麼都不想埋頭苦幹的往前衝了，我，不能讓父親失望，因為這不僅僅單純是失望啊！

從那一刻起，我日以繼夜地死背再死背，一遍又一遍，凌晨一點不過是小菜一碟的家常便飯。小馬他們好像也了無痕跡的自然消失在我的生活裡，心裡清楚家裡經濟的拮据困窘，與其拚上國立大學，父親一定更期盼我考上警官大學。因為就讀警官大學不用學費，每個月還有零用金花，畢業後馬上就業待遇高升遷正常。國立大學、警官大學，不管前途多舛，荊棘密佈我也只能硬著頭皮披荊斬棘沒有一絲退路了。

聯考前夕特別住到大姊家方便姊夫載往考場應試，說不緊張心裡其實洶湧著排山倒海的壓力，火爐般炙熱無比的天氣無情地煎熬著每一位一試定江山的考生。考完第一節步出考場卻驚喜的發現班導面帶笑容的揮手等候，手裡拿著一把小小的紙扇不斷往我身上招呼打氣，第二節考試進場前我請她放心離開，我應付得了的。補習班的效率是我所經歷最無可匹敵的，隔天結束聯考時其實每位考生早已獲得所有的試卷與答案。

回到家心裡極其忐忑不安的對照計算，我知道自己有兩科搞砸了，心裡想上的大學和科系落空了。悻悻然走出房門無精打彩的告訴大姊：我應該只考上哪一所國立大學！大姊竟然手舞足蹈的歡欣鼓舞，唉，此刻，她哪知道我的感受與懊悔。

面對明後天的警大應試我更擔心再一次失常而亢奮緊繃無法入眠，九點多拜託大姊務必幫我買顆安眠藥讓我可以睡一覺。大姊帶回二顆交付我只能吃一顆，要我放心休息她會提早叫我，其實，十一點不到我已吞下了第二顆，還是一點感覺都沒有。就這樣戰鬥力十足的撐完二天才呼呼大睡一場，警大戰果如何沒有參考數據，只能靜待放榜公佈。

終於，放榜當天的上午，第一封掛號進來了，一如預期上了告訴大姊的那所國立大學和科系，媽媽握著成績單竟然喜極而泣嘩啦啦的眼淚直流，父親緊緊的抓著我的肩膀頻頻點頭，逕自走進他最喜愛的教堂跪地感謝祝禱。雖然我自認的馬失前蹄功虧一簣，似乎並沒有辜負父母的期望，如果……如果我能及早回頭，他們今天一定更備感榮耀吧。

半個小時不到，另一封我最在意的榜單送到了，顫抖惶恐的拆開內容希望剎那間全世界的壓力全都釋放。備取第二名！備取第二名！雖然難掩一絲陰霾，但依過往慣例第二名的備取幾乎也等同於錄取了。我無法形容前後半小時內母親高興的掉了幾次眼淚，父親只是很篤定的一再感謝天主，感謝天主。任務達成的我就像個沒事人般等待父親的決定取捨，哇，又要讀書了，真是愈讀愈輸啊。

其實，父親並沒有考慮太久。不過幾天，父親就明白的告訴我：準備唸大學去了。啊！大學？你不希望我讀警官嗎？怎麼要我去唸大學？父子倆坐了下來，父親溫和的告訴我他的顧慮與分析。父親說我的性格不適合讀警官，脾氣暴躁又不平則鳴的嫉惡如仇，將來難保不會衝動的失手致人於死甚至為人所傷；而唸大學，這個科系出來隨便都有書可教，這不是兩全其美大家都寬心嗎？其實我從來不喜歡被約束的生活，父親的決定我自然樂在其中，心中嚮往著可以任由玩四年的海闊天空，卻從沒想過父親的決定又得讓這個家庭背負多久難以承受的重……而父親又是如何只設身處地的為我思考從不為自己設想……

我何其幸福，一生中從未背負過加諸於父親的桎梏枷鎖……

又何其蠢笨，走了近半的人生才頓悟般的領略這非凡的幸福……

幸福的可貴竟只是來自這簡單不過，自然生活的舉手投足……

看到您們，再苦也為難不了我了

果然，進了大學就像魚游入海潛龍昇天般的自由自在樂不思蜀，別誤會喔，我既不喜歡五花八門的舞會，也從不參加應接不暇的系所聯誼。生活其實單調的不是每天睡到自然醒，就是整個下午和同學，學長抱著籃球在人滿為患的球場上等著PLAY。其實和讀書一樣球不精，技不純地只一味在場上橫衝直撞，每天總得太陽下山才滿身汗水淋漓意猶未盡的日落而息。

選擇性的出現在課堂裡，無非是教授不能招惹或者讓我興趣信服的課題，緊要關頭時總能央求借取女同學有如原版復刻的筆記。低空掠過的學分佔滿我的成績領域，還曾遭受助教刻意死當連補考都不給機會的待遇。因為重修經常考試衝堂得坐上設置於高聳舞台上的特別席。刻意羞辱的熾熱大燈泡照亮台上每一位重修者的臉龐，連續兩堂的考試不敢望向台下來來去去一片黑壓壓的人潮，學校為忝不知恥的我們也算是處心積慮煞費苦心了，而這一切的一切遠在它鄉的父母全蒙在鼓裡！

父母親從來沒有拒絕過我生活上的索取，也從來不曾在我面前嘆過一聲苦，我也沒有想過自己極其儉樸的生活其實早已造成家裡更大的包袱。直到有一次暑假註冊前發現母親總是面容憂戚神色不展，無意間聽到母親和父親的對話，才驚覺原來每一學期註冊費用的籌措都是母親最焦頭爛額的時刻，也不知道父母已經跟鄰里借貸過多少回？

恍然大悟的我實在太不厚道，太後知後覺了。從小父母三千寵愛於一身的我，早已忘記很長的一段日子裡，和母親及弟妹們擠在狹窄的客廳裡比賽各式家庭加工的生活，吵雜笑鬧從不覺得辛苦是不是讓自己忘了家裡有多麼急迫的經濟需求。從此以後的暑假我總固定在一家危險性高的機械工廠打工以獲取較高的報酬。在這充滿勤儉客家人的工廠裡，職位愈高者所能算出倖存的十根手指頭就愈少，一成不變枯燥乏味需手腳並用的裁剪鐵器，稍一閃神難免危機四伏。雖然也曾幾次精神不濟讓手捲入機器皮帶裡，甚至剎那間驚醒及時抽回手指頭，幸虧都能屢屢化險為夷全身而退。

學習卻從來沒有太大的改變，因為從未想過以教職做為自己的終身職志。我總覺得，教職是萬般神聖的一份志業，缺乏耐性如我顯然不可能持續永遠的教學熱誠，而失去教學熱誠的教育根本比不上一片聲色俱佳的教學影帶。而我，顯然並不俱備這樣的條件……畢業前同儕紛紛早已確定未來的教學歸宿，連尚待服役的這群兄弟也都早和學長預約妥當。我呢？生死由命，富貴在天吧，趕快服完兵役才是正途。能四年順利過關不延畢已是阿彌陀佛的僥倖，別自誤誤人了。

服役，簡直是上天在我身上最用力的刻劃雕琢了。從踏入中心的一刻起，你，真的連人都不是……什麼叫合理的管教叫訓練，不合理的管教叫磨練，鬼才相信還有什麼合不合理？那根本就是不人道的人性踐踏。行前還自負自己的體能與韌性，請父母不用費心跑那麼遠的地方來會面。不到一個禮拜一個連陣亡了五分之一都熬不過折磨簽下四年制預官，來自同鄉的五個早有三位已經每天坐在樹蔭下納涼看著我們烈日下像鬼般不成人樣的被折磨。

第二週另一位也豎白旗簽下四年的賣身契，而簽下的人就理所當然開始不斷放假回家，在營期間就是整天坐在樹蔭下等新訓結束到軍校受訓，耍盡心機技倆的誘惑著仍在地獄的我們投奔天堂。趁著同村的袍澤又要放假返鄉之際，特別拜託他告訴父母請他們有空來一趟中心，但千萬不能告訴他們這裡的一切以免他們操心。

終於，如常僅有半天在營休假的第三週，我見到了一早就風塵僕僕不斷轉換車種千里迢迢趕到的父母。兩個多小時的會面我談笑風生一派輕鬆，告訴父母請他們辛苦過來一趟就是希望他們看到我一切都好不用擔心。離別前特別囑咐他們不用再來了，要把自己照顧好不用擔心我。看著父母離去的背影，內心無比激動緊握拳頭……爸媽，謝謝您們，放心吧，看到您們再苦也為難不了我了。

二個月的新訓中心從來沒有離營休假過，每週最多半天所謂的在營休假，做做樣子給來探視的親友看，結訓時連大專兵的五天懇親假全數剝奪。當晚抽籤下部隊，三分之二的外島籤不打緊，還十萬火急的在當日凌晨三點集合，像豬仔般載送到高雄火車站，準備前往壽山等待前往金門的陽山艦飄洋過海。進來了三個連只走出去兩個連，短短兩個月收成了一個連的轉服預官，隊伍裡怎麼會不個個滿腹委屈怒火中燒？在大家驚慌失措下耳語快速流竄，趕快用紙條寫下家裡電話說我們要被送到壽山了，外面再用鈔票包著沿路往外丟，撿到的人就知道該怎麼做了。

果然，第二天一大早我又見到了爸媽，母親滿臉驚恐止不住的淚水，就好像此去將生死離別。爸媽一定天還沒亮就出發了，擔心船開了連人都見不到吧，這是什麼世代？該承擔什麼樣的罪孽呀？這樣錐心泣血的糟蹋我的父母。父親的堅毅給我很大的借鏡鼓舞，也一點一滴撫平了我心中的尖銳稜角。沒事啦，難得有機會去小金門，我只是怕您們太久沒有我的消息一定寢食難安，尤其媽媽凡事只往壞處想更糟糕。還好您們知道了，也見到了，這樣我們都放心啦。一安頓好我會馬上寫信報平安，可是信聽說要兩個禮拜才收得到喔。爸媽說昨天天還沒亮家裡連響了三次電話都是不同人打的，打電話的人很緊張說你兒子現在在壽山準備被送去金門了。我要謝謝這些高雄人，我相信有很長的一段歲月許多在地的高雄人都扮演了這麼重要的一個角色，我不認識你，但我終身感謝你。

船艙裡滿坑滿谷的人擠到水洩不通，能分到一張吊床已經是祖上積德。懼怕暈船的我盡量捲縮著身軀就像冬眠般的狗熊一動也不動，水可以不喝，飯……那還有胃口？就是忘了耗久了總會尿急，不得不起身蹣跚搖晃舉步維艱的前進。不下床還好，一下床……天啊！我的媽呀！地板上，狹窄的走道間坐的坐、倒的倒，該死的是到處一灘灘刺鼻又極其噁心的嘔吐穢物，簡直是屍橫遍野滿目滄夷啊。

你不僅要暫時停止呼吸OVER過很多人的BADY，要想辦法東倒西歪的繞過不想踩踏到的穢物，最艱難的是還得咬緊牙關不讓自己極度反胃的利器脫口噴出。度日如年虛脫的掙扎到廁所，早已不顧一切的放任自己上吐下洩，想盡辦法讓自己傾囊而出奉獻到一無所有，任誰都不會希望還有下一回吧。顛簸了漫長的二十一個小時終於抵達料羅，隔天換上更小的船隻登上了烈嶼，旅部連不到二週的愜意生活又被天殺的精誠連連長挑中逮到精誠連，一週後命運多舛的再被送進為期三個月的一五八師幹訓班，就這樣沉淪到每天昏天暗地的體能戰技裡日復一日。

所有的平安與思念只能透過一封又一封簡短的信件傳達，父親從不間斷的家書鼓勵就成了這期間唯一與家裡的連繫。第一次用生命換來的返台休假已然是十個月以後的遙遠，教條裡的休假規定只適用尉級以上的高官，官官相護申訴從來沒有好下場。陸軍全國連隊體能大競技，各師團的精誠連無不摩拳擦掌，但全台灣還有哪個精誠連會比小金門一五八師的精誠連更渴望奪得冠軍呢？

上級只有一個指示：拿下全國總冠軍，全連放榮譽假返台。而除了每天體能戰技外早已一無所有的我們已經有十個月之久不曾見過親人的面，不曾聽過他們的聲音，你想還會有誰比我們更拼命，更渴望奪下冠軍？我只知道每一位衝抵五百障礙終點的弟兄，沒有一個嘴唇不是呈現紫色的，其他的測驗對我們只是駕輕就熟的小兒科。

身體上的折磨修煉總會有時而止，剝奪自由又失去親人的音訊才是最刻苦的煎熬。這段時間是我對生命最惶恐的時刻，驚懼的不是自己的安危，而是發生任何無法掌握的萬一時，我的父母該是如何的心碎。台灣有難以計數的個人和家庭都承受過這段時間的苦難，愈早期前輩所受的凌虐當更筆墨難以形容，我很敬佩蔡同榮立委生前為一群陸一特的老兵們挺身而出四處奔走，希望能為他們這無端多出一年的苦難爭取國家的賠償。我更肯定，認同這些前輩們非自願性地被迫犧牲該獲得合理的交代補償。

但是，如果要每個當朝執政者不斷為過去的不肖政權成天補破網、道歉、賠償，不僅於事無補更將讓早已千瘡百孔的政府陷入無法挽救的泥沼。那更多像我們般的芝麻蒜皮是否也會群起效尤的更添紛爭？服役時明明是步槍下士班長，退伍證明竟能睜眼說瞎話的變成政戰下士，真他媽連退伍後的點召，教召都早已設計妥當的繼續壓榨，真是太無所不用其極，寡廉鮮恥到極點。什麼是匪，不辨自明。共同的時代悲劇我們嘗過就好，別讓下一代的子子孫孫再有絲毫這樣的機會。時刻珍惜當下所擁有，知足所處暫時的困境，暴雨之後上天總不吝回饋予彩虹，再長的黑夜終將破曉。

有些記憶難以抹滅，不容模糊，在沒有預告父母返台休假跨入家門母親淚水潰堤擁我入懷的一刻。入伍至今整整一年才得以再次跨進家門。而此刻不正一切歌舞昇平，經濟起飛嗎？

有些記憶魂縈夢牽，無法刪除，母親淚水不止顫慄驚恐的述說著，我如何渾身是血的出現在她的睡夢中。這是什麼天殺的世代，是誰造的孽。

做錯，不過是人生歷程裡的理所當然。

認錯與改過才是人之所以為人的學習必然。

只遺憾這世道，多的是死不認錯，決不改過的傢伙。

一生清苦，始終如一

一年五個月的的苦難煉獄終到盡頭，榨乾之後的老兵福利有幸前往猛虎嶼享受另類的度假休閒，又因部隊移防輾轉於旭海及鵝鑾鼻協防戍衛，還因為兵源充裕賺到一個半月提早退伍的甜頭，上天待我不薄，用了一年八個半月的時間鬼斧神工的在我身上雕砌。比起更多的先輩兄長這些苦難磨鍊猶不及萬一，就讓這些塵封往事留待茶酒歡敘暢快痛飲吧，眼前還有更多俗世的挑戰尚待一一撥雲見日呢！

退伍前私下做了一些評估，確認自己不適教職且一無所長，又希望能留在父母身邊分憂解勞。簡略搜索徵才啟事後寄出兩份履歷，一份是自己夢寐以求的廣播電台節目主持甄選，一份是金融保險儲備幹部的應徵。廣播電台節目主持人的甄選歷經不下十次的筆試、面談、口試、即時新聞播報錄音外加插科打諢的效果廣告，現場擬稿測試。

每一趟我都騎著我的野狼一二五往返奔波征戰不下百里。永遠記得最後一趟再次完成錄音，寫稿的測驗即將返抵家門的時刻接到電台的訊息：確定自己拿到了正取第一名，電台問我方不方便現在過去接受台長面談。此刻當然欣喜若狂的加足馬力折返，心想經過千辛萬苦終於擊敗了這幾十個佼佼的競爭者，沒想到自己還能有機會從事相關的新聞志業。面談間台長百般的恭喜也誇讚自己的表現，直說在倒數前二次測試前其實早已圈定人選，只是為避免其中不少現任廣播界參賽者的爭議，還是耐著性子把流程走完。台長很有耐性，和悅地將電台的制度、敘薪、職等、福利、願景一一詳述。

結束前我非常婉惜遺憾地謝絕了台長的好意，請他們盡快安排其他人選的面談。顯然，台長的震驚與遺憾絕不亞於此刻我的感受，電台所有的制度都很有規劃也很完善，對未來人才的培育顯然也很有步驟，只可惜因工作需要必須住在宿舍讓我裹足不前。臨走前台長再三叮嚀：回去好好考慮，別輕易放棄，三天內給他答覆即可。我再次感謝台長的厚愛與賞識，並請台長別為了我耽誤時間，暫時我真的沒有離開父母的打算，來時的滿心歡喜意氣風發，哪想到回程竟是這般的遙遠落寞遺憾。另一份工作得來容易，薪津優渥許多正符當下需求，想要脫穎而出當然必得有一番嘔心瀝血。

本以為大學畢業後我會順理成章的從事教職工作的父親再一次希望破滅，父親沒有提及這個轉變，倒是我主動告訴父親自己的想法。一則自己從來沒有在學業上用心專研過，總是五柳先生般不求甚解得過且過；再者從事教職是一份極為神聖嚴謹的工作，以自己的個性很難保證自己能永保初衷不會熱情消退。與其最後可能淪為萬年師表錄音帶般的教學【毀】人不倦，寧可選擇有自知之明的別玷污這個百年樹人的神聖殿堂。

父親總默默地給予最大的支持，拍拍我的肩膀說：自己清楚知道自己想做什麼最重要。其實，慚愧得很，自己真的從來不曾清楚知道自己想做什麼，只是索然無味地被人生巨大的滾輪推著一步步往前走，試著肩負我該扛起的責任罷了。年長後回首種種，我好羨慕父親的一生，目標單一且貫徹執行不厭不倦。

父親，一個家境優渥，備受父母捧在手心最受寵愛的么兒，不到二十歲的年紀卻毅然決然選擇投入教會，協助神父的傳教志業，匪夷所思的決定除了上主的聖召之外難以成全。誠如父親所言，在投入教會的初期他屢屢遭受考驗與太多撒旦的誘惑，卻能一路明心見志堅定不移的邁進，心路歷程實非一般人所能想像。父親一生奉獻信仰，寡慾清苦卻安貧樂道。他的畢生歲月全部用來協助神父、教會廣傳福音信仰。在他完全無私的協助之下，信仰的教友日益增加，少見的在相鄰的三個村里全都聳立了一座座的教堂，恐怕走遍全台灣也不多見。

遠離故鄉的前三年，由於生活條件艱苦難堪，父親不敢將母親和二位牙牙學語的姐姐接來同住，其時祖父母皆已先後辭世。母親與兩位姐姐只得暫時安置故鄉與三伯父一家同住，母親說那三年間父親每月一領到薪津隔日一定搭車北返將所得親手交到三伯母手上，身上只留下極其菲薄的零用度日。曾經有一個月身上的零用全數被偷，父親當下卻隻字未提，母親獲悉時早已是多年的陳年往事，父親卻輕描淡寫一語帶過。整整三年，父親沒有一絲積蓄的完全交付薪津；整整三年，母親連過年想剪塊布料幫姐姐縫製新衣都得依賴自己的雙手幫人清洗坐月子的穢物賺取而來。三年後，父母親終於團聚生活，雖然條件依舊清苦，但能有什麼地方會比家還溫暖。

舉家遷出故鄉的父親並沒有拿取祖業的一碗一筷，讓心疼么弟且早已分了少許家產的大伯父忿忿不已。記憶中幾十年來的中秋前夕，大伯父一定從故鄉帶來一盒故鄉的月餅從未間斷，直到大伯父仙逝這個溫馨舉措仍由堂姐傳承迄今。起初大伯父總會疼惜的責備父親不該讓家人過得這麼辛苦，祖業留下的製襪廠、理髮店、樓房和田產，隨便分產都能一百八十度的翻轉現在的生活，父親卻毫無表示。說著說著更數落三伯父的絕情寡義，大伯父常說把祖產三碗倒成一碗，怎麼能厚顏無恥的吞得下去？父親卻從來不曾提及這件事，大伯父的話也從來不見父親臉上出現過情緒，倒是寄人籬下三年的母親一直耿耿於懷不敢多說。

直到獲悉三伯父告訴他的子女：母親和姐姐被他們養了三年，白吃白住了三年……確實有一段時間，忿忿的母親算是把這件事烙印到心底深處，總難免偶爾想起提及，直到將近百歲人瑞的三伯父去世，我陪同母親回去參加喪禮。在我參加過那麼多的告別式裡，那是我所僅見富裕人家的告別式卻節儉到極度寒酸讓人不勝噓唏的草率汗顏。第一次見到中古客貨廂型車權充大體靈車，六七人零落的樂團伴隨著清冷的送葬親友，在教堂舉行告別彌撒時準備給教友的糕餅點心竟不及參加人數的三分之一，彌撒中請我主持封釘的大紅包，我直接擺上了彌撒祭台代三伯父獻給了主耶穌，我想，這是此生中三伯父奉獻過最大的一包紅包了吧。父親在長期一無所有的艱困生活裡，都沒有拿過來自這個家族的一瓢一碗，為人子的我又怎麼能夠取它分文呢？跨上祭臺擺放紅包的那一刻，可以想見這個家族必然充滿太多的震撼驚訝與不解疑惑吧。曾在內急時借用三伯父家化妝室，才發現連水龍頭的最大水量都控制在涓涓細流，人生啊人生。我告訴母親：計較了一輩子，連死後都還在計較。現在，三伯母、三伯父都走了，怎麼去見他的父母？他的大哥和么弟？

計較短短幾十年的人生，焉知卻早已種下未來的未知……還有什麼好不放下。

樹欲靜而風不止，子欲養而親不待

從小喜歡和一群同齡的朋友聽父親說故事講道理，父親總擅長把信手拈來的有趣故事畫龍點睛的裝綴在他想宣導的信仰或教條裡，讓人目不轉睛百聽不厭。勉強邊逃難邊學習完成小學課程的父親，靠著勤奮自學不僅寫得一手好字，更常在每年傳教人員的避靜研習裡屢屢獲得作文和演講的頭彩。父親的生活簡單到只有一條千古不變的行事曆：傳教↓吃飯↓睡覺。其他生活裡頭的大小事幾乎不曾過問，菲薄的薪水夠不夠一家子糊口？需不需要借貸度日？全交由母親操持，其他的交給天主做主。說也奇怪，父親從不質疑的信仰，確實讓家裡屢屢在窘迫至極的情況下迎刃而解，奇異恩典每每出現在焦慮無援的絕境中，讓人無比震撼甘甜。

美援的時代最常見一車車的麵粉、奶粉、衣物透過教堂發送到需求者的手裡。小時候經常看到一長串盛況空前的排隊人潮等待美援，一車車的麵粉、一車車的奶粉，記憶中家裡曾經吃過美援麵粉的煎餅，卻從未在家裡見過美援奶粉的粉末。記憶猶新的烙印孩提時曾有一件縫縫補補的厚實外套，那是母親在人潮散去時為她的孩子們所能撿取的無所選擇的剩餘。

如果，父親稍有私心；如果，父親能有一絲假公濟私，今天的家境恐怕早已富甲一方。但是，從小耳濡目染，兄弟姊妹們都覺得這樣做理所當然，沒有一絲訝異，反倒是操持家計的母親才知家裡窘困到什麼程度，連想和其他人一樣排隊為家庭分得一勺麵粉或奶粉時，總不例外的換來父親的一句斥責，從此美援的車子來時母親總讓自己留在屋內，不想再見到外頭的熙來攘往。

兄弟姐妹間我算是唯一一個最叛逆、最令人頭痛的孩子，小學四年級以後成績一落千丈，作業隨便塗鴉交差了事，放學書包一丟就是成群結黨的玩耍。偶爾打架鬧事被同學父母來家提告，偶爾玩水溺水被人救起又浩浩蕩蕩的送回。父親總是恨鐵不成鋼的斥責抽打，打的卻是用來做掃把的竹子末梢枝條，抽了會痛卻一點也傷不了你的筋骨，桀驁不馴的性格十足讓父母傷透了腦筋。

儘管如此，國一前還是貼了滿滿一面牆壁的獎狀，名列前茅的成績獎狀，極其諷刺的模範生獎狀，各種作文、朗讀、音樂的得獎獎狀琳瑯滿目不勝枚舉，都在國一時被我硬生生的撕了下來，撕下滿滿一面牆壁的過去，卻沒有換得未來的覺悟與精彩。

隔壁小我兩歲的同儕除了讀書之外也不見得比我乖戾，卻活生生被他老爸綁在芒果樹上用藤條鞭打，幸虧父親沒有見到這慘不忍睹要命的一幕；遊戲期間一個玩伴正聚精會神地蹲在地上準備瞄準彈出他的玻璃珠，我們卻嚇到不敢出聲的看著他雷公似的父親怒氣沖沖從後狠踹他一腳，夾雜著一句三字經和恁爸忙得見鬼了，你還敢在這裡玩玻璃珠，大家一哄立即作鳥獸散四方奔逃。而我，卻還是執迷不悟的逍遙法外。

父親一生沒有任何負評，即便在離開二十餘年的今天，偶爾照護到鄰村的老人家，提到父親時沒有人不豎起大拇指津津樂道他們所熟識的父親。如果真要從雞蛋裡挑骨頭就是父親長年抽煙的習慣，但是從有記憶以來，父親的抽煙一直都維持固定的頻率，在他身上似乎嗅不出什麼特別的煙癮。父親六十五歲時在一次X光的檢查下發現肺部出現一顆小小的白點，醫師建議別再抽煙，從此父親竟然再也沒有碰觸過香菸，就好像他從來沒抽過煙般的自然戒掉。那幾年是我和父親這輩子最美好的回憶，我們常並肩坐在長廊水泥地台階，像父子，像朋友，更像兄弟。

我總故意將自己的吞雲吐霧吹向父親，試探父親會不會菸癮作祟，父親完全無感的不為所動也不斥責，更不會趁機大談要你戒菸的大道理，那幾年是我和父親說過最多話，最無話不談的溫馨時刻。意外事故的前半年母親特別感受父親少見的焦躁，父親似乎已預見未來的偶爾提及六九要藏草〈辭世〉，並說有一天妳會看見熱鬧滾滾的人潮，連許多不認識的外國人都會前來致意。

八十二年農曆三月三日的下午，父親抽空要到衛生所掛診拿牙痛的藥。出發前極不尋常的折回向母親行了九十度的鞠躬最敬禮，告訴母親：我要走了……不到半個小時噩耗傳來。目擊者見到父親在轉彎處看見前面大貨車遠遠過來，特別停下機車在路旁等待貨車通過。不料載著重機械的鋼索卻在轉彎處斷裂，父親頭顱受創當場辭世。貨車駕駛是有近二十年經驗且毫無肇事記錄的樸實長者，滿臉自責愧疚的在父親靈前執香敬拜，沒有一個家人怪罪或對他口出惡言。

告別式當天，我見到小妹拿了一串念珠遞到駕駛叔叔的手上，告訴他：這串念珠送給你，我的父親不會怪你，不要再難過自責……當天綿延幾公里的送別人潮，裡頭有太多太多來自世界各國認識或不認識父親的神父、修女、修士和外國朋友。父親辭世後，小妹為了憂懼母親的孤寂，最後選擇嫁給緊鄰住家的妹婿，現在的幸福應是當年一片孝心的最大福報吧。

父親離開時，工專畢業服完兵役的二弟已插大考上台灣第一學府，又在創業數年後和弟媳自力負笈美國雙雙取得知名學府的碩士學位，回來後依然把事業經營的有聲有色和幾經波折錄取並畢業於台北師範大學的么弟一樣作育英才無數。不數年，母親獲公所推薦榮獲八十五年模範母親，直到村長前來告知的一刻我們才知道有這麼回事。

時至今日，我都還能明顯感受父親的遺澤無處不在，父親的庇佑更從來沒有一刻遠離。父親事故的彎道之前有過幾次的交通事故，父親發生事故迄今，那處彎道再也沒有任何事故傳出，父親對他人的愛惜尚且如此更況家人。想起父親過往的歷歷在目，年紀愈大愈是汗顏不已，謝謝父親敦厚樸實的身教讓我有了終身追隨，更感謝父親福澤庇佑讓我跌跌撞撞的走出許多風雨。我曾在家庭的午餐禱告時刻，慎重的為自己的誤解向三個唸國中的孩子認錯，無非是想讓他們明白：人難免有錯，要勇於認錯，更要堅毅改過。

雖然勤於前往教會墓園陪父親聊天，擦拭墓塚，二十餘年來父親卻從未入夢讓人倍增思念。一〇五年八月八日的上午，我獨自站在父親的長眠處整理擦拭、陪他聊天，父親卻讓我親眼看見神奇無法解釋的奧妙告訴我他的愛依然存在一點不減，我撼動的蹲在墳前淚如雨下久久無法自已。縱然父親對我有太多太多的期許，我卻從來沒有依照父親的期許一路前行，卻又何其幸運的沒有半句苛責而總獲得滿滿的支持與祝福。做為一個天主教傳教士的孩子，在信仰和生活上，我顯然交出了一張不及格且難堪的成績單。

這麼長的篇幅除了用來思念父親之外，只想讓更多為人父，為人子者省思，雖然多數喜歡入芝蘭之室聞其香，卻也別忽略海畔有逐臭之夫呀！鐵粉習慣你的味道卻不一定喜歡我的風格，鐘鼎山林人各有志，讓每顆靈魂自在揮灑出他的天空色彩吧，也許一路順暢，也許崎嶇坎坷，但不背離人性的良善，就試著欣賞他揮灑出的自在與色彩吧。病痛也許只是一時，心靈的創痛可能糾葛一世，尤其是來自親情的霸凌往往久久無良藥可癒。

信仰不僅止於宗教，也更可能是你的生活態度或追求的人生哲理。我是看護，微弱的謹守本份向畢生追求，實踐信仰的父親和您獻上最高的敬意。

孝順，
孝順，
撫平了心中的順，
自然成就孝的歡喜自在，
虛度了大半輩子的自己，
如今仍在順字上跌跌撞撞掙扎斟酌，
談何孝道，
二十五年不見父親的容顏，

爸，
我好想你，
我真的真的好想你！

新住民不是你我的家人，那是誰的？

嘴巴說的咫尺天涯，事實上何其遙遠

二〇一七年五月的台灣炙熱難耐，晚上洗澡不用熱水器水管裡自然流淌著溫水，擦拭乾後的身體不一會汗水淋漓比洗澡前還糟。室內溫度早已飆破三十三度，愈來愈脆弱的人類逼得許多家庭早已二十四小時冷氣侍候，誰還在意夏季用電調漲電價？誰會關心年復一年可能出現的供電吃緊？長久以來，呼籲再呼籲早已變成政府的唯一作為，改善寥寂乏善可陳。

台南早已展開第一階段的夜間減壓限水，此時，大家無不引頸企盼梅雨鋒面即時到來。一來可以暫時消暑緩解一點悶熱高溫，再者希望能為蓄水功能大打折扣的各大水庫挹注充沛的水量。盼呀盼的，終於盼到六月初第一道梅雨鋒面的預告，氣象局示警這會是一道綿延三天左右的鋒面。紮實的梅雨鋒面撞上西南氣流，恐怕會形成一道致災性的豪雨襲擊。眾人皆沉浸在一片喜悅等待的氛圍時，農民卻一臉憂苦愁容深瑣。一望無際綠油油的稻穗尚未完全熟成，即便提早收割也乏人問津、無人收購，最後只能賤價任人宰割，只好賭一賭了。

果不其然，超大滯留的雷雨胞帶來爆表的時雨量，北部、東部災情頻傳。該癱塌的不說二話的癱塌，不該土石流，泡水的地方也毫不客氣的失控了，一時間災情四起，單是花蓮一處竟然困住了一萬多名無法返鄉的遊客。心急如焚歸心似箭的遊客紛紛選擇漫長且壅塞的返鄉之路走走停停，夜間拍攝的花東道路竟成一條綿延數公里的壅塞火龍，這一夜最不缺的竟是「寂寞」。亂成一團的花蓮有人緊急溝通協調海空兩方杯水車薪的供應調度，有人謾罵四起，砲聲隆隆直指中央卻忝不知恥的沒有一絲自我檢討，責任擔待，讓花蓮縣民情何以堪！南部幸運的逃過一劫，台灣……卻始終沒有逃過劫難。

幾天後的新聞快報傳來惡耗：台灣國寶齊柏林在宣佈開拍《看見台灣2》的第二天在花蓮空難驟逝。獲悉消息的剎那只感到一片扼腕、揪心，久久無法接受，久久難以釋懷。誰還在乎台巴斷交？誰會為台巴斷交有什麼糾結？更多台灣人在乎的，不捨的是我們失去了齊柏林，齊柏林終究為了這片土地奉獻出生命，我們為《看見台灣》付出了些什麼？更多台灣人在乎的是在礦業法即將修法之際，礦業局局長竟然猝不及防的給予亞泥不可思議的二〇年的礦採展延期，一展延就是最長的二〇年，而且在二個月後立即申請退休功成身退。

即使沒有確切證據顯示其中的不法情事、貪贓勾當，但誰能接受？誰能信服？相信這其中的清白、無私、愛台？也許這位官員終其一生奉獻的不是人民、百姓，其鞠躬盡瘁唯命是從的恐怕是亞泥或其他我們不知情的商賈吧。顯然《看見台灣》並沒有讓這些官員和商賈看見良心，看見他們聯手殘害台灣這片美麗國土的心靈早已殘缺。而這樣粗糙，這般令人不恥的決策，執政當局卻拿不出絲毫補救的辦法與決斷。原來，民氣可用只單純適用於選舉的操弄造勢下，面對令人作嘔的商賈與官員竟然不堪到如此地步。

我常無奈的說，縱然難免有天衣無縫的勾當逃過法律的縫隙與制裁，卻絕對難逃上天的懲罰。奉勸這些人千萬千萬別心存僥倖，上天的懲戒一展開將是最殘酷無情且毫無還手之力又永不停息的。說真的，有時候我還真不得不打從心坎裡佩服部分唯利是圖的台灣商人，那種身段之柔軟，姿態之多變真教人咋舌驚嘆。回到台灣時總一副趾高氣揚，舌尖嘴利的不可一世，不容絲毫侵犯的與勞方，政府公然對幹；前往大陸時立馬變成打不還手，罵不還口一副噤若寒蟬的龜孫子樣貌，厚黑精髓可為翹楚。

不知道這些人在看《看見台灣》時心裡作何感想、如何竊笑……

也不知道多數人在看完《看見台灣》後是不是也開始從生活中為台灣多做些什麼……

現在，齊柏林都知道了，讓他永遠活在我們心中吧。

十天後，入梅的第二道鋒面預告再次發佈，可能帶來長達九天的豐沛雨量挾襲。第一道鋒面讓台灣各大小水庫早已吃飽喝足，第二道鋒面讓這些水庫提早上吐下瀉。南部的稻作幸運躲過一劫，在第二道鋒面來襲前早已搶收一空，只是菜農、果農和中部以北的稻作早已哀鴻遍野，一片狼藉殘破。

窗外，時而滂沱大雨呼嘯而過，我正陪同內人在二樓加護病房外等待照護個案從ＩＣＵ移到普通病房。ＩＣＵ的門開了，躺在移動病床上的是一位理了光頭年約四十的年輕女性，包裹著紗布的頭顱緊緊黏貼著小小的引流器。快速移動的病床俐落地轉進一間雙人病房，陪同的只有一位年約五十的男士。趁著阿長，護理師和內人在病房內循例檢視患者時，我們暫時退到病房外簡單的聊了起來。

原來患者是他的弟媳，他是患者的大伯。大伯說弟媳因腦瘤開刀這已不是第一次，他的弟弟沒有辦法過來，因為他弟弟服役時在一次意外事故因公受傷，只能終身倚靠輪椅行動，也因此才只能到越南娶了弟媳。家裡三代同堂彼此照顧協助，還說弟弟都這樣了怎能置之不理，棄之不顧。聽大伯說話沉穩讓人感覺誠懇，雖然對於弟弟迎娶外配言語間顯露諸多現實上的無奈，但談吐中肯也不吝表達對弟媳的關心，我不禁暗自為這位漂洋過海而來的新住民感到慶幸。雖然丈夫不良於行，但似乎嫁進一個不錯的家庭，少見外配入住雙人病房，還雇請看護照護。

近一、二十年，台灣的底層經濟如果沒有那麼多的外勞和新住民撐起，現在會是什麼光景？口袋夠深的企業想必早已逃之夭夭，口袋較淺的老闆也許只能徒呼負負的收山關門。然而，這個社會顯然還沒有準備好要迎接，接納這批離鄉背井的辛苦生命，台灣最美的風景並沒有真正的敞開胸懷。

希望，齊柏林的走……能讓台灣早日找回最美的風景。

尊重生命的差異與多元

隔天中午如常幫內人、清潔員和照服夥伴準備午餐過去，病房裡出現第一位訪客，是個案阿昭最好的朋友，一樣是來自越南的新住民，一段很長的時間同在蘭花園區工作，這份我們無法感同身受的相同境遇讓她們的情誼比姐妹還牢固。這位姊妹頻頻拭淚的說起阿昭的際遇，說阿昭很不好過，很可憐，全家十餘口沒有一個對她好過，尤其公婆每天從早到晚不是唸就是罵看不得她閒。她們在園區工作的時候通常從早上六點做到下午六點，雖然想多賺點錢，其實更希望少一點留在家裡被頤指氣使的時間，下班後回到家馬上得準備一家人的晚餐還有做不完的家事直到癱在床上闔上雙眼。

所以，她一直在工作時間全程陪著阿昭，上次開刀住院也特別留在她身邊照顧，這個開朗無比的姊妹說起阿昭的艱辛竟然把雙眼都哭紅了，坐躺在病床上的阿昭卻好像在聽一段和她毫無關聯的故事般靜如止水。我故意岔開話題笑問她們：台灣明明不是那麼好，妳們卻為什麼一個個飛蛾撲火般的嫁過來？聽到這裡咱們阿昭笑了開來說：還不都是被騙來的。她說：嫁過來的人返鄉時總是大包小包做足面子，報喜不報憂的怕父母擔心，而且嫁過來前的聘禮確實能立即改善家庭的窘迫，所以讓家鄉的人編織起外嫁台灣的幸福夢，真的害慘了不少人。原來阿昭的狀況並不像外表所見，恐怕與大伯的說法也相去甚遠，原本心裡的樂觀似乎正一層層的蒙上陰霾，究竟還有多少的未知？還有多少的隱瞞？

晚上出現了第二位訪客，蘭園的業者。由於內人曾在蘭協待過蠻長的一段時間，歷經草創到茁壯，所以和許多業者熟稔並建立不錯的友誼，見面時訪客驚呼連連好像看到許久不見的親人般話語不停。遇見熟人之下更毫無忌諱義憤填膺的為阿昭打抱不平，說她嫁了一個不良於行的丈夫不打緊，在外面夜以繼日賺的錢全部被他們兄弟搜括殆盡，回到家還要做牛做馬的侍候一家人，她公婆的蠻橫無理在鄉里間是出了名的人盡皆知，這家人簡直比○○製藥還沒有天良。

有一次他曾經氣到不行想衝到她家，好好的「問候」她先生、公婆和祖宗八代被同事欄了下來，臨走時拿了一個紅包交給內人，請內人代購營養餐食幫阿昭補補身體。這個血性漢子我也見過，可以想見他說話當時的青筋爆露。聽完之後，我更疑惑了，前後兩人亦悲亦憤的陳述顯然與貌似善良的大伯所展現在外的何止相去千里。

阿昭有著少見的善良、熱情、勤奮、樂於協助分享的天性，所以在職場上人緣極佳。第一次開刀住院，前往探視的同事朋友又是水果，又是禮盒又是現金的，讓她到現在都還覺得過意不去。所以，第二次開刀以後她決定不讓任何人知道她入院的消息，她說：太麻煩人家了，還不完啦。也許感受到我和內人的真心關懷與善意，阿昭打開心房聊了起來，她母親早年死於肝癌，家裡一貧如洗乏善可陳。二十一歲時老公和家人過去提親，騙她說坐著輪椅的老公正在復健，醫師說最多三年就可以恢復常人一般的行走，結果十八年過去了也沒見他下來跨過一步。

嫁入台灣後家人說怕她學壞不准她外出，一毛錢也沒給過，直到女兒上學以後她驚覺連想幫女兒買點什麼都做不到時，她才堅決外出工作不想再坐以待斃。她淡淡的說：直到那一刻她才知道原來她們村裡就有來自越南的同伴……。

上班工作確實改善了她的困窘，可惜好景不常，不出數月她的老公和大伯趁著她上班時翻箱倒篋的拿走她積存的私房錢並將存摺提領一空。此後，她日夜加班所得幾乎全進了他們兄弟倆的口袋，直到遇上了昨晚來探望她的蘭花業者夫婦。在得知她的處境之後，阿昭開始把部分工資託付業者夫婦代存，並開始逐月匯款回越南用自己的名義蓋了一間漂亮的房子。說著說著她拿出手機開心的與我們分享那棟越南的房子，真的很漂亮、很素雅，她說那棟房子前前後後花了一百萬，她笑笑的說如果她現在回越南就可以當少奶奶了。

嫁來台灣十八年，她的公公婆婆沒有一天不唸她、罵她，從來沒有拿過這個家一毛錢，十八年來為這個家做牛做馬任勞任怨，也從來沒有頂撞過過公婆一次。老公永遠只會告訴她忍耐，多忍耐，接著就是不斷地和他的大哥唱雙簧想方設法要挖出她的存款。然後兄弟倆跑到小吃部花天酒地，把鈔票一張張的奉獻給一個大陸來的歡場女人，其實她都心知肚明只能眼淚不斷不斷往肚裡吞罷了。

說著自己故事的阿昭並沒有多餘的情緒，甚至有時候還會淡淡地笑著，聽著故事的我們其實早已坐立難安，極度壓抑心裡的酸楚試著別影響她的情緒。阿昭說還沒上班前當她知道自己懷了第二胎時，拜託她婆婆生下後幫她照顧，讓她到外面工作賺錢回來養孩子。她婆婆老實不客氣的回她：不可能，我沒那個閒工夫，自己生自己去帶。忍痛拿掉孩子後她再也不抱這個希望了。她說婆婆常對她說：我們家就是倒了八輩子楣了才會娶妳這種女人進門。

阿昭想，嫁了這樣一個丈夫她從不怨天尤人，也謹守本份從未逾越，賺的錢從不吝嗇的貼補家用。大哥大嫂生下四個女兒，大嫂又把這個家搞得負債累累雙手一攤分手離開，也從沒聽婆婆說過大嫂一句，她難受到忍不住告訴先生她真的很想很想到樓上上吊時，她的先生竟然指著窗外告訴她：前面就有一棵大樹，要上吊那裡比較方便，千萬別在家裡上吊。阿昭說她從來沒有恨過她先生或這一家人，只是從來沒有想過這樣的話會出自她先生的嘴裡，每次想到，眼淚就止不住的掉、掉、掉⋯⋯

檢查出腦部腫瘤第一次開刀時，唯一疼愛她的叔公拿了一筆錢給她，告訴她：妳儘管放心去開刀，有叔公在，不用擔心費用。阿昭開了刀，試了吐到不行的標靶，做了不適難熬的電療，結果是又一次成全了兄弟倆火山孝子般的盡情揮霍，她只感覺對疼惜她的叔公很過意不去。不到幾個月腫瘤復發再次住院開刀，繼續漫長的電療和放射性治療，兄弟倆逮到機會又從叔公處狠挖了幾十萬。阿昭說其實她都知道，先生還假惺惺的騙她說住院的錢都是大哥幫她出的，要阿昭拿錢出來還給大哥不能這樣欠大哥人情。心灰意冷的阿昭淡淡地說：生病後都沒有工作了，還有什麼錢？這次復發開刀前，兄弟倆知道她已是第三期的癌症患者，不斷慫恿她回越南把房產處理掉，把錢帶回來，而且已幫她訂好六月底的機票，就等著大船入港。

沒想人算不如天算，六月初阿昭又再次進了開刀房，加護病房待了四天才出來。她真的非常堅強、勇敢，偶爾皺眉也不吭一聲，連拔掉引流器時也只是咬緊牙關皺了下眉頭。她聽從了我們的建議將月底的越南之行往後延，因為她的情況醫師也絕不允許她此刻去搭乘飛機。她說越南的房子蓋好後，她的兩個姊妹就不曾中斷的揶揄她：弄那麼多錢蓋房子炫富，幹嘛不把它賣了把錢分給大家？父親早已續弦他住，本來希望有機會回越南生活的阿昭因為突如其來的病況，瞬間落得兩頭都槁木死灰，僅存一點點讓她活下來的火苗就是她唯一放心不下的女兒了。阿昭一定會回越南，而且不會拖延太久，因為她也意識到自己的生命可能隨時被上天取回。

只是能不能順利處理掉房產，又有沒有辦法保全這筆財產到她女兒手上，我也只能祈求天可憐見幫幫她吧。她比很多台灣人還善良，她更為這個家庭，這塊土地付出了所有。還不到四十歲的生命卻彷彿已經經歷好幾世紀的風霜，她的十字架揹負已經接近了終點，一點點最後的卑微願望已是她全部生命的支撐。

主啊！我們能為她做的極其卑微，更沒有能力改變任何或為她守護什麼。

一如卑微的我們將自己全心全靈全意的託付予祢，請祢成全守護她最微薄的心願，一如祢對我們的恆常恩澤。

家常飯，

粗布衣，

知冷知熱結髮妻。

轉念之間，幸福一直都在眼前

卑微的人感覺更容易認命、知足，說穿了並不是豁然開朗的豁達，更多的是無奈、無能，回天乏力的尋求自我解脫，一種自我解嘲，安撫自己未能脫繭而出的困境罷了。就像我們偶爾的憤世嫉俗，最後只能寄望上蒼代行公義的悲鳴。阿昭常幽幽的說：該還的希望都能在這輩子完全清償，不要留待來世繼續糾纏。新住民落腳台灣無論環境為何，通常一蹲就是一輩子，阿昭也不例外。她笑著說她曾待過幫各大醫院清洗被單衣物的外包工廠，空氣裡充滿各式難聞的異味，還曾在抖甩衣物時抖落一截手術後的腸道，糜爛噁心惡臭難聞，沒有經歷過的人實在很難憑空想像。雖是腦瘤第三期，醫師卻點明恐怕沒有再次開刀的空間。其實，阿昭所處的環境顯然比癌末病人更艱難，短期內連動三次刀早已說明了一切。

離開加護病房的第三天，因為顏面和左手神經略受影響，醫師早已會診復健部門安排明天開始進行一連串的復健。沒想隔日峰迴路轉，阿昭一聽到醫師說也可以出院回家自行復健竟迫不及待的要求出院，並立即連繫大伯來辦理出院事宜。本想或許住院是阿昭難得的幸福日子，我們竭盡心力的幫她準備三餐，希望能確保她健康出院，也許這段期間給她再多的心裡建設遠遠敵不過阿昭心底的焦慮和時間的急迫。大伯謙遜的遞給內人看護紅包頻頻道謝，並堅持不用找零的和悅舉動，讓在一旁的我更覺寒毛直豎，臨別前我只不經意的告訴大伯：阿昭真的比太多台灣人還善良，請好好善待她。阿昭開心又誠摯的一再跟我們道謝後頭也不回的一路前行。

我所生活的村落早已成為新住民的聯合國，母親住處的左鄰右舍各有來自不同國度的新住民，相同的是健康的先生都因不詳的狀況賦閒在家，兩個外配早已在台灣熟門熟路的工作了一、二十年。左鄰的婆婆偶爾過來和母親閒聊，話題最後總會帶到這個媳婦嫁過來十幾年到現在還是自煮自食，為什麼香蕉不好好生吃偏偏一定要下去煮，離開時蹒跚的雙腳勉強支撐著搖擺的身軀，再加上一顆百思不解左右晃動的頭疼。右舍的新住民更讓人刮目相看，舉凡可以加班賺錢的機會從不放過，她的勤奮認真努力投入在在獲得了回報。就像她從初來乍到時的纖細美麗到如今顯然發福豐滿的體態，她幫越南的家人重建了住居，也幫自己買了汽車做為犒賞，她紮紮實實的撐起了這個家，也為自己的未來畫出美麗的輪廓。

什麼樣的水土結出什麼樣的果實，看看別人、想想自己，何需羨慕？差異在哪裡？您也可以！台灣這塊土地沒有虧欠外勞，但，對外籍配偶我們真的缺少太多的感謝與敬佩了。就像那麼多為台灣奉獻五、六十年的神父和修女，終身致力於偏鄉弱勢的重障照護，八座醫療奉獻獎卻求不來一張台灣國民身分證的認同，何其悲涼，又何其倨傲的政府，身為台灣人，卻長期以來對這張身分證件沒有一絲絲的驕傲與歸屬，他們為台灣所犧牲、奉獻，付出的早已遠遠超出大部分台灣人的終生所為，我們何其有幸能擁有他們，能獲得他們的一生鍾愛。神父、修女、外籍配偶（新住民），請原諒，包容這塊土地所有的不友善。

我有兩個六年同窗的國小同學，生活處所不過相距二百公尺方圓。國中後雖然各自展翅翱翔，兩人也都至少取得專科學歷，直到適婚年齡已過才發覺兩人對婚姻的執著竟如此南轅北轍。楊兄信誓旦旦非台灣人不娶，棄外配如敝屣，尤其母親眼高於頂的衡量天平讓人為之怯步。年復一年專注於工作的同學由而立邁入不惑，轉眼間早已由不惑而知天命，耳順之年已在不遠處招手。雖然同學已在職場功成身退，返回故鄉陪伴侍母的頻率漸高，或許早已習慣這樣的生活甚至樂在其中，但每每和形單影隻的他擦身而過時總難在他臉上搜尋到一絲笑容或幸福感。同學的妹妹也受母親的影響至今小姑獨處雲英未嫁，終日陪伴母親左右宛如另一種形式的木魚青燈的修行。鐘鼎山林人各有志，青菜蘿蔔各有喜好，願天下有情人終成眷屬，彩虹更該有絢爛美麗的結局。獨善其身者並沒有失去應享的天倫溫馨，更有一分超脫凡塵的怡然自得。

另一位同學呂兄，六年同窗每每在課業上帶給我極大威脅，雖然自己對名次向來無感，卻總在排名前茅裡興風作浪窮攪和，呂兄在智體兩育中不禁讓人欣賞折服。呂兄是家中獨子，父母為人厚道中肯，適婚年齡時曾有女方主動央媒提親。女方的人品，家世皆為一時之選，更有當時公務人員的鐵飯碗。感覺就算雞蛋裡挑骨頭也阻礙不了一樁美事的成就，誰料咱們呂兄婉轉卻堅決硬生生的打了回票，我相信當時跌破的不僅僅是一堆人的眼鏡，應該連伯父母都錯愕震驚的找著自己的眼鏡吧。

不出數年同學再度跌破滿地的眼鏡，他從國外迎回了自己的新住民老婆，因為，這才是他想要的，而且已完全獲得父母的理解與同意。他，不娶台灣老婆，選擇新住民當他的終身伴侶。而且因為異國情緣的結合，不希望未來小孩的成長背負任何負擔，他決定不擁有任何孩子。他，是家裡的獨生子，在這樣濃烈傳統觀念的村落，屢屢挑戰顛覆傳統長輩的蜚短流長，我不得不為這位同學豎起大拇指給他千萬個讚。尤其是他的父母親更讓我敬佩折服，能拋開傳統桎梏，讓同學完全自主的選擇自己的人生，我真的五體投地羨慕不已。晚餐後我總牽著母親陪伴她漫步活動，難免偶遇同學伉儷的餐後散步，彼此點頭招呼之餘總能從同學的臉龐讀到滿滿的幸福洋溢與自在滿足。夫妻倆陪侍在倆老的身邊善盡為人子的孝道，日後長相廝守伴隨到老夫復何求。

阿昭因車禍意外而提早發現腦部腫瘤，卻因環境惡劣讓癌細胞急速擴散，就像她感恩的說這樣的狀況如果此刻還在越南恐怕早已一命嗚呼哀哉。只是，如果她沒有飄洋過海嫁到台灣，這十八年的命運真會這般乖舛艱澀嗎？再苦，也有自己的親人訴苦；再苦，也還踩著家鄉的泥土。愈來愈多承受不住的難過，為什麼都只能這麼束手無策連做困獸之鬥的一點幫助都無能為力，徒呼負負。

一方人家，

一方水土，

一方果實，

想怎麼收穫，先那麼栽。

點亮微光，遇見阿福

算算日子，內人照護鄰村的莊稼伯伯已經進入第十八天，緩慢的療癒過程著實讓老人家倍覺艱熬，卻抵不過時時喘不過氣的事實。年輕時代駕馭一部拼裝的三輪車沒日沒夜的賺錢，靠的是每天三包香菸，檳榔和數不清的提神飲料。就好像日夜相隨的鐵牛（我們俗稱拼裝三輪車為鐵牛），身體也壯得跟牛似的絲毫不以為意，殊不知滾滾流入的錢財卻是用汨汨流出的健康換取而來。直到年前喘不過氣的頻率控制不下，才甘願捨棄地方診所長年提供的快速有效類固醇，轉而尋求大型醫院的檢查診治。

不甚清晰明顯的方向，醫師也只能逐步逐項進行檢查，原本入院的隔週在原來的醫院已預約進行兩項檢查，不料發作當天救護車明白表示他的情況他們不敢冒險送到那麼遠的距離，所以伯伯就在較近的這裡接受治療。

二個多禮拜下來，陸續安排了一些檢查，還做了胃鏡和十二指腸的檢視，結果是嚴重胃潰瘍，而十二指腸因腸壁太薄稍微碰觸就出血而無法繼續。顯然長久菸酒檳榔提神飲料的肆虐，加上過度的勞累作息失調，早已把呼吸系統和消化器官赤裸裸的剝削殆盡。伯伯說喘不過氣時簡直比死還難過，他也希望能確實查出病因好好對症下藥，無奈緩慢的恢復流程確實讓他有點蠢蠢欲動的按捺不住，除了更具耐心的陪伴幸虧還有對面病床大哥的聊天解悶，才能一天一天的走到現在。

三天前隔壁病床入住一位終日臥床無法言語的伯伯，曾經一度陷入彌留狀態，川流的家人頻繁的進出探視，不一會生命徵象又回復穩定。留在身邊陪伴的是老人家的媳婦，因為病患幾乎沒有任何照護需求，陪伴者整天靠坐在陪睡床目不轉睛兀自翻閱書籍，讓我吃驚的是她看的竟是怪力亂神的靈異小說，在醫院的病房裡這樣的行徑實屬少見，也相信不是病房裡其他人之所樂見。

第三天下午三點，內人發覺隔壁床伯伯的呼吸頻率不對，他媳婦還一如往常目不暇給的緊盯著那本《鬼抓人》，陷入比病患更聚精會神的空靈狀態。內人好意的過去提醒她公公應該陷入彌留狀態了，是不是趕快請護理師過來了解，順便趕緊通知家屬以為因應。她說前天公公就一次這種情況緊急連絡大家趕過來結果沒事，這次她不敢打電話連絡了，內人說那就告訴妳先生請他連絡，她說她先生沒有擔待一定不會做的。

內人問她妳公公是不是還有誰沒有見著？她說公公還沒見到最疼的大兒子，已經從日本趕回正在來醫院的途中。內人告訴她通知家人是妳的責任，如果家屬匆匆趕到醫院卻因為沒有見到父親死亡而怪罪於妳，那妳大可以心安理得不用自責；但是如果妳不敢連絡家屬，卻讓子女見不到父親最後一面時，排山倒海的斥責恐怕會終身如影隨形。內人無奈幫她請來護理師，護理師仔細進行檢測觀察確認是進入彌留狀態了，一段時間後家屬陸陸續續的趕來，病床前又是一陣雜亂的七嘴八舌，老人家還只是靜寂無聲地等待著他的時辰。

入夜，這間難得寧靜的病房讓每一位需要休息的人獲得該有的休息。凌晨三點，護理師快速拉上病房裡其他三床的床欄，緊密拉上，簡單的動作我們早已習以為常，隔壁的伯伯走了，緊緊拉上床欄是讓家屬能默默安靜迅速的處理大體，盡量降低對同病房尤其是住院患者的劇烈衝擊。突如其來的，家屬竟圍在病床前誦起經來，凌晨三點在病房裡這荒謬至極的舉動讓原本不知情的病患全都嚇醒了。

時間突然漫長的宛如心靈凌遲般停留在這間病房，也許哀傷卻顯然極不得體的家屬依舊旁若無人的誦著經直到四點多救護車人員姍姍到來，家屬人多嘴雜意見紛歧搞得救護人員不耐煩的直說這是我們的專業，敲鑼打鼓似的吵雜聲直到五點多似乎由病房裡轉移到病房外長廊。緊張又惶恐的伯伯不知道憋了多久的尿急，內人正扶著伯伯一手拉開緊密的床欄立即又快速的趕忙拉上，因為死者的大體竟然直接擺在四個床位的狹隘空間，連亡者的雙眼都還沒有幫他闔上。好一齣跳脫劇本，由脫韁的亡者家屬和鄙夷的民間救護業者擔綱主角合演的凌晨三點驚世大戲，就這樣血淋淋的在現場直播三個小時。

在醫院裡從沒見過這麼誇張的亡者家屬和救護車人員，對亡者沒有絲毫的敬意你怎能奢求他們對生者有什麼憐憫體恤。難怪隔天中午送餐過去時，其他三床病患和家屬無不一片罵聲連連，直說長眼睛從沒碰過這樣的家屬，竟然在醫院的同一病房裡撞上了。

伯伯的狀況隱約更顯不安，呼吸急促的頻率異常加劇，對一位七十幾歲的傳統老人家來說，昨晚的折騰恐怕在他心裡埋下更多難測的陰影，尤其隔天對面大哥出院後更顯落寞。在醫院病房裡出現這麼怪誕離奇且長達三個小時的事件，我認為最該負起責任的是病房裡當值的護理師完全失職，完全失能，這是妳應該也可以掌控卻完全不發一語置身事外的結果。

中午不到，隔壁的空床早已住進一位七十初頭的伯伯。行動無礙的一個人，客氣不多話，似乎總在觀察思考著什麼，沒有家屬，沒有訪客，沒有看護，幸運的沒有經歷昨晚那一幕驚悚。隔天對面大哥一早出院後也馬上補進一位八十有幾的臥床伯伯，二十四小時陪在身邊的卻是什麼都不懂年近八十的老伴。面對這種情況的內人習慣二話不說直接出手幫忙，灌食、換尿褲、擦拭身體樣樣不缺，一下子讓自己義務變成一對二的看護。

鄰床的伯伯靜默地看著這一切，小心翼翼走過來問我們可不可以借他一支筆，借個筆那還會是什麼問題，慢慢的他看見內人幫對面伯母到外面生活天地購買藥品和所需物品時，才大膽的開口探詢可不可以順便幫他購買一點東西，舉手之勞那當然更不成問題了。此後，他開始會在內人和伯母的聊天中偶爾插入一句話，不疾不徐、不慍不火，總是得體，也總不多。

倒是內人照護的阿伯從那晚驚悸之後變得眉頭深瑣，呼吸每況愈下，開始埋怨醫師的沒有太多作為，考慮女兒過來時和她商量轉院到台南原來做檢查的那間醫院。其實，內人每天都會和伯伯的女兒保持連繫，包含前天晚上靈異傳奇後伯伯狀況的轉變。我和內人都贊成伯伯的轉院對他有益，前晚的突發狀況不過是個插曲，重要的是伯伯之前一直在那家醫院就診和檢查，心靈層面的信賴感自不在話下，而這樣的心靈信賴是有助於治療康復的。而且住院期間伯伯總不捨兩個住在台南的女兒不時的來回奔走，如果轉院台南對她們而言將會輕鬆許多，伯伯也偶爾提起照護費用的負擔時日一久將益顯壓力，希望轉院台南時能獲得他妹妹的支援照護。

照護剛好三個禮拜第二十一天，協助伯伯順利完成轉院手續送他們上車。離開前內人又刻意過去跟對面的伯母叮嚀，細心的教導她必須的照護流程，沒想到伯母早已準備好一個紅包硬是塞進內人手心不得拒絕。一個紅包好似溫暖的心靈交會，在施與受之間都感受滿滿洋溢的溫度，在我們的照服生涯中這樣的舉動回饋其實屢見不鮮。

我幫內人拉著行李和大家辭別緩緩的離開，鄰床的伯伯徐徐地走到內人跟前顫顫的說：我可不可以留下妳的電話？當然可以，那還有什麼問題，保重喲伯伯。

處境貧瘠，心靈水草豐美的阿福

步出醫院，我們多拎了個便當驅車停駐在朋友的店門前，新營甲上攝影，共同扒著簡單的便當，準備好好品個下午茶閒扯一番。朋友早已是見山又是山、見水又是水，桃李滿天下的攝影大師。在新營的攝影圈中早已名聞遐邇，不需贅述。喜歡和他聊天，聽他說話，只因享受他人生歷練下的不凡精簡見解和大半輩子鏡頭下的不同領悟。飯都還沒嚥下，內人的手機響起。

我可不可以麻煩妳來照顧我？我是剛才跟妳要電話隔壁床的阿伯。

喔，阿伯是你。可以呀！可是我現在正在吃飯，可能要晚一點才能過去。

沒關係，沒關係，呷飯皇帝大，我不急，妳慢慢來沒關係。

原來是隔壁的伯伯希望內人前往照顧他，都還沒回到家呢，內人就毫不猶豫的答應了。朋友笑了笑：前腳才剛離開，馬上又要回頭濟世救人囉，妳慢慢吃，我先把茶泡起來。烏龍茶配飯閒聊了一個多小時，告別大師掉轉車頭再回醫院，內人要我先到全聯，我以為內人需要為自己補補貨，結果相去甚遠，內人是要幫阿伯買點東西。在病房時伯伯曾請託內人幫他購買米酒，好像是漱口和擦拭腳踝需要，但在那裡卻遍尋不著，趁著人在外頭正可以幫他買上，又買了三根伯伯喜歡的香蕉一併帶回醫院給他。

不一會進到病房，最感意外驚喜的毫無疑問當然是對面床年近八十的伯母了，她說我們一踏出病房她的心就一直往下沉，沒一刻輕鬆過。心想完了，這下護理師一定會對她另眼相看，煩不勝煩，還直誇阿伯有眼光知道要找內人照顧他，實在讓人有點啼笑皆非的酸楚，不過，還是很開心又可以幫上伯母了。我想內人毫不考慮的點頭答應，除了伯伯孤身一人心有不忍外，同時能幫忙伯母應該也是很重要的因素之一吧。不論如何，大家似乎都如願圓滿了，除了我，這次又不能把老婆載回家。

伯伯姓氏底下單名一個福字，今年七十有六，單身未娶。他謙虛地說自己都快養不活了，不可以連累人家。他體貼的告訴內人，他見內人在照顧隔壁伯伯時都沒睡什麼覺，要內人多休息不用擔心他，如果他真的有什麼需要自然會再麻煩她。五點左右跟內人說：妳要回去時，幫我先拿一床棉被，晚上睡覺時容易感覺冷需要多蓋一件。內人納悶的問說是不是不需要她照護了？不然怎麼要她離開！原來伯伯只想要白天的照護沒有說清楚，內人說我們是二十四小時的看護，如果伯伯只需要十二小時的照護可以幫他請公司派人過來。伯伯愣了一下，思考了會說：不要別人，我希望能讓妳照顧，沒關係，那就二十四小時的好了，不好意思。

隔天，伯伯有點愁容的問內人，他的情況大概需要住院幾天？內人回答你的行動沒什麼問題，也沒有什麼特殊用藥、檢查，順利的話三、五天內應該就可以出院了。阿福說一個禮拜前來急診被留置住院，自己都搞不清楚情況就出院了。這次又是來急診被留置，希望能檢查透徹才出院。接著自己盤算起看護費用和住院費用說：他來急診沒料到會住院，身邊只有二千元，他只有農會的存摺也必須出院後才能去提領，臉上隱隱浮現愁容。

阿福單身，年輕時出外打拼，曾在台北送過瓦斯。印象深刻的提及曾經最高扛到七樓沒有電梯的大廈，累喘吁吁的扛到七樓時，一位伯伯早已準備好一杯開水還額外準備了二塊錢要謝謝他，他說他連開水都沒喝就匆匆的趕快下樓，這是他的工作怎麼好意思多拿人家的小費。那段扛瓦斯的日子，長久下來似乎也讓他的右肩下垂塌陷，於是返鄉在關子嶺知名景點碧雲寺擺攤賣起了冰棒。那時候冰棒一枝才二角五，來了兩個老外遞了一塊錢買了二枝冰棒，他正準備找零的剎那，隔壁攤販紛紛慫恿他：阿兜啊不懂，麥擱找啊。他稍一猶豫老外走遠了，時至今日，他還為了沒追上老外找還這五角而良心不安，一直過意不去。

相較今日專門坑殺遊客的無良店家，誰還管你本國外籍，這來不及找零的五毛錢竟成了阿福一生的遺憾。他也賣過愛國獎券，他說小小一個白河地區，除了店面設攤的商家之外，像他這種四處流動兜售的散戶至少有四個，為了不影響其他人的生計，他一個人騎著機車到高雄的大樹專找公家機關兜售，而那竟然是他這輩子收入最豐碩的時刻。

七十六歲的他因為家族一小塊多人持分的土地無法列為最低收入戶，每個月領取七千元的政府補助，弟弟也給他一小撮竹林讓他收割多少添補收入，每天固定巡視溪圳清除雜草淤積月增二千元的所得，再加上偶爾的一些雜碎零工，每個月總能有接近一萬五的生活費用。

阿福說他很少用健保，幫健保局省下不少錢。一次車禍事故除了一、二次的敷藥包紮之外，他得意洋洋的告訴我們，他一直靠著擦拭米酒來復原保健，直到今日未曾中斷且深信不疑。阿福不論在對話或電話中總是溫和敦厚，不斷不斷地顯露出他悲天憫人，為人設想的天性，對面伯伯稍有動靜他比我們還緊張的關注，且不吝提醒我們幫忙注意，我請他放下心來，我們都隨時看顧警戒著。

說著說著，阿福透露了一件在旁人看來可能微不足道卻讓我們十足感動的事情。他說他每個月也有捐一百塊錢給慈濟，只能盡點心意沒有辦法幫上更多。雖然他也知道很多公益團體難免假慈善之名，骨子裡卻可能從事違法亂紀，盡幹些烏煙瘴氣見不得人的勾當。他嘆嘆氣說如果這樣也沒有什麼辦法，至少他們還是有做些好事啦，而且每個月一百塊錢他也真的不知道能幫上什麼。汗顏呀汗顏，這樣的阿福不僅從未怨天尤人博取同情，他活得比更多更多的人還昂首闊步，還心安理得，還胸懷丘壑。

人生就像一張空白的試卷，而每個人一生中刻意或自然不經意的作為與經歷就是你為自己的人生試卷所填下的答案，這些斑斑點點的答案沒有辦法塗改，更不可能ＮＧ重來，你怎麼能不慎重地為這張空白的試卷填上屬於你的色彩。

微光阿福，我真的好想找你

阿福決定二十四小時看護後，一時間憂慮起身邊沒有足夠的金額負擔住院和照護費用，撥了第一通手機給他的弟弟尋求支援，電話中弟弟的答覆可能有點支吾其詞讓他倍感憂心。隔了一個上午再次撥了電話，話筒另端傳來的卻變成弟媳的聲音，只聽到弟媳聲音尖銳急促，霹靂啪啦的講了一堆。掛掉電話的阿福焦急的喃喃自語：怎麼會這樣？從來不生病的人怎麼突然生起病來了？不知道嚴不嚴重。說著說著又急忙撥了通電話給他妹妹，焦慮的告訴她弟弟生病了，拜託她撥空跑一趟看嚴不嚴重。不一會妹妹回電輕描淡寫的告訴阿福，沒什麼事啦，你不用擔心他。接著又碎碎叨叨頗有微詞的對他雇請看護一事表示無法理解與不敢苟同，阿福一味謙和，婉轉的謙聲感謝他的妹妹。

阿福說他的弟妹對他非常好，弟弟讓他耕作收割的竹林幫了他很多，而他身邊唯一的財產就是妹妹買給他的機車，對於弟弟的突然生病他卻沒有一絲異樣的懷疑，只一味擔心著弟弟的病情不知如何。將一切看在眼裡的內人只輕聲的告訴阿福，住院和看護費用都不用擔心啦，用不了多少錢我們都可以處理的，阿福卻一個勁的直搖手說不行這樣，不行這樣。

心裡焦慮的阿福依然淡定地在內心盤算著，從來沒有驚慌失措的舉動。隔天中午特別去買阿福想吃的午餐，和內人的便當一起送過去，看他吃得津津有味連聲道謝，常常，不過是輕而易舉的舉手之勞卻可能是住院患者難得奢望的小確幸。我私底下告訴內人：如果阿福沒借到錢，我們就直接幫他把住院費用結了，能照顧他也是我們的福氣，出院後就說我們順路載他回家，下車後再把準備的紅包塞給他。

內人聽完瞪著好大眼睛說：你怎麼想的跟我一樣！哈哈哈哈，當然一樣啦，家常飯、粗布衣，知冷知熱有白頭翁呀，這也不知道是我們第N次的默契了，只是常常一方做了一方不說罷了。其實，不管阿福借不借的到錢，我相信我們都希望能為他這麼做，只是，他是一個很難平白無故收受別人恩惠的人，所以我們暫時沒有告訴他我們的想法。

其實，阿福打給朋友的第一通電話就已經籌到錢了，再撥了一通電話對方也豪爽的一口答應，顯然他的人緣極佳，不！應該說他的人品在他的生活圈早已是一塊備受肯定認證的金字招牌吧，箇中滋味豈是太多金玉其外，敗絮其中的人物所能淺嚐於萬一。出院前內人將我們的想法告訴阿福，這一次阿福的手擺動的更大了：不行、不行、絕對不行。讓妳們這般協助我已經充滿感激了，而且我存摺裡有存款只是還要麻煩妳們跟我到農會領太麻煩了，所以用借的比較快。妳們這樣我會一輩子過意不去。

第三天下午阿福出院了，出院前阿福詢問內人看護費用，內人說三天六千六百元，阿福說怎麼會是三天？是四天。內人急忙解釋我們確實是二十四個小時算一天，真的只是三天。阿福說沒有這種算法啦，到的時候就是一天，離開的時候也是一天，就是四天八千八百，別跟我爭。唉！我們不是沒有遇上這麼好的個案，平均十個會遇上一、二個，但是阿福，都不希望收他看護費用的伯伯，他卻堅持要多算一天的看護費給妳，這不是更讓我們過意不去嗎？

上了車，他開心的告訴我：你們有多久沒去關子嶺了？等一下順便載太太去關子嶺走走，現在先去朋友那兒拿錢。到了朋友處，指了五〇公尺外的竹林驕傲的說那就是弟弟讓他耕作收割的竹林，我很用心地注視阿福所指的竹林，放眼所及應該不過三、五叢竹林的一塊地吧，在阿福心裡卻是千金難換的寶貝般的神情。很快進屋跟朋友拿了一萬出來，隨即拿給內人說不用找了，我們惶恐的堅決拒絕，最後他讓步找回了一千，還說請計程車都不只兩百，拗不過這個充滿原則的老人家，我們更充滿感激與敬佩的收下他的心意。

上了車，往回走，不到五百公尺沿溪圳右轉，他指著眼前的溪圳說這就是他每天巡視清除雜草的溪圳，右方坡地的建築就是他的住處，是剛剛那位朋友的舊居，讓他一個人使用。緩緩揮別阿福，我們並不想探訪關子嶺，此刻實在只想回家，回到屬於我們的地方。包給阿福的紅包，從出門到返家一直靜靜地躺在我的口袋裡，我的手連一次碰觸的念頭都沒有，因為我很清楚這個時候唯一能為這個老人家做的只有祈禱、祝福。也祈求上主，當阿福出現需要的機會時，也能讓我們有一點適時回饋付出的機會。

漫長的照護生涯中，總難免遇上一些亟待伸手的個案，但實在難堪得很，依然戮力償還債務的我們除了能無償提供我們的照護之餘卻什麼也幫不上忙。我真的不想再讓這樣的事件繼續擦身而過，真的很想能為他們多做些什麼，所以，我想尋找，尋找一百位如家人似朋友的夥伴組成一個團隊，我將它稱為「微光阿福」。之所以稱為「微光阿福」有二個含意，一是阿福們的生命及處境都只殘餘微弱的光芒，一是我們的支援力道也只像短暫的微光照耀。

我沒有鴻鵠大志，更沒有富可敵國的財力佈施，一如企業基金般甘霖普降或高調行善。只乞求在自己的領域裡耳目所及為社會黑暗的角落照亮一點光線，於願已足。對多數的你我而言，行善也需量力而為，而後全力投入無怨無悔，因為對我們而言，行善也是一種負擔，一種能感受溫暖的負擔。我在找一百個台灣最美的風景，這一百位夥伴必須完全信任，即便出現可能錯愛的善行也能不怪罪責備，因為如果發生這樣善行受騙的事件我相信自己的內疚早已遠遠超過夥伴們的付託。「微光阿福」的任何成果都不流行拍照存證這一套，希望能在個案最沒有心靈負擔的情況下提供協助，如果需要也許我會製作簡單的表格，陳述個案的約略景況及所需提供的協助，真有需要簽名或按捺指紋時我也願意配合執行。

我不用臉書、IG或其他大眾廣泛使用的社群，在一切速食的年代，網絡確實是最快速名利雙收的不二法門或最佳途徑，喜歡恬淡自閉的我現階段沒有餘暇經營，未來也不希望讓更多外界的複雜來攪亂自己的世界。畢竟，紛紛擾擾的台灣早已把所有人捲入紛亂的氛圍裡不是嗎？試著讓自己維持一畝心中的淨土已經夠不容易的了。如果真能順利找到一百位志同道合，願意攜手同心的夥伴，我會用LINE設立「微光阿福」群組，用以連繫一切行動的過程始末。

我也將用個人的名義開立一個新的金融帳戶，裡頭除了開戶金額外不會有其他任何款項餘額。因為，當有個案需要協助時，我會將個案的處境及需求公佈在群組裡，夥伴們可以依個案需求選擇獨力承擔或部分捐助，達成個案需求時行動即結束。如果捐助踴躍超過需求時，請容我依訊息回覆的次序來決定夥伴們的善行，所以帳戶裡不會有餘額造成個人的負擔。也許有人會說為什麼不固定金額或每月隨緣捐出，因為我不確定什麼時候會出現需要協助，值得協助也願意接受協助的個案。也許一年碰不上幾個，也許一個月會遇上二、三個，所以我才需要一百位夥伴，在不造成任何夥伴的負擔下進行一件件我們能力所及的「微光阿福」，也希望在這些溫暖的舉措間別為老么帶來不必要的困擾。

我厭煩透了無窮盡撕裂的台灣政治，更沒有一點點法律常識，我不確定「微光阿福」的行動是不是會觸犯到任何法令。我只是單純不過的想多做些什麼，不需要等待政府，不需要依靠企業，只是找到了對的夥伴做一點點微不足道的當務之急。如果，我起了貪念做了不恥的企圖，那身陷囹圄遭人唾棄只是罪有應得；如果我們心無旁騖專注善行，即便為人誤解、毀謗、構陷，相信也會有正義的法律人士願意為我們挺身而出。

如果，你有更大的目標、更多的想法，請你別加入我們，也請你行動要及時；如果，你願意加入這個理念單純，力量微薄的行動，請你將簡單個人資料及連絡方式寄到出版社給老么，歡迎你成為老么的夥伴；如果，你也在相關社會黑暗的角落裡服務，請你也試著為那個角落成立屬於你們的「微光阿福」，唯有「微光阿福」遍地開花，這個力量才能凝聚成堅不可摧，牢不可破的社會運動，去感染、去循環這股善的力量，美的意念。不論活動能否成功都不影響老么往後的想法與行動，有幾分力盡幾分功，凡事盡其在我不留遺憾罷了。

如果可以，在您起心動念的同時，請您稍事沈澱先看完老么的《讓我照顧你》這本長照書籍，確切明白我們所想做的事務，仍沒有降低您想加入的意志時，就讓我們一起點亮微光吧，歡迎你。

為別人撐傘，

別為人撐傘，

一字之差相去何止千里，

我滿心期待著「點亮微光」跨出的第一個行動。

為生命尋找正面的出口

郁芬，一個七年級前段班的大女孩。高䠷的身材、健康的膚色、堅毅裡難掩幽傷的臉龐。該是人生正璀璨綻放的年華，卻早已背負無盡的家庭重擔良久、良久……

一家五口的尋常家庭，該是挑起家庭大樑的父親與唯一的弟弟目前卻都處於輕微的精障狀態，兩人症狀卻又大相逕庭。小弟憨厚單純但脆弱的心靈極易受創，常常得中斷好不容易幫他找到的簡單環境與工作，總得費心陪伴耐心溝通，偶爾需要尋找機構暫時安置。相較於小弟的恬靜，父親更擁有一顆不安定的靈魂。時而天馬行空思慮欠周的想法，偶爾主觀固執己見，若不隨時留心適時阻止箝制，難補一次又一次的漏洞。

不惶多讓的父子兩人，都曾先後登上國內新聞媒體。父親機車單騎勇闖高速公路，勞駕交通警察一路開道護送方能平安下交流道；弟弟曾一時擺脫不了情緒，衝動的自一處公路橋樑一躍而下，幸虧被路人及時挽回一命。類似這樣的情事在新聞媒體的播送下，身為觀眾的您我可能沒有太多的想法與情緒，甚至會無情且不明就裡的訕笑嘲諷一番。

然而，若能設身處地轉換成當事人的家屬，卻是遍體鱗傷、渾身充滿乏力不堪的。母親早年即已發現有高血壓、糖尿跡象，卻對醫師、家人和親友的叮囑規勸置若罔聞，直到前年一發不可收拾竟至左腳截肢。早已兵荒馬亂的家庭，毫不掩飾的生吞活剝著這個大女孩。焦頭爛額的郁芬，既得拼湊有限的時間看緊工作賺取微薄的薪資，又得奔忙於父親與小弟情緒衍生下的棘手問題。

紅燈亮時得為他們尋找適當的機構潛伏沈澱，遇有餘暇更竭盡所能的帶他們外出散心療癒心靈，好不容易等到通行的綠燈，更得思慮再三的幫他們尋找，過濾適當的工作環境。母親對生活的忽略無所節制終至落得最不想見的後果，早已分身乏術、心力交瘁的大女孩沒得選擇的只能將母親送往機構安置。而這個極度拮据的家，一夕之間不僅缺了一個人力，反添了一個無比沈重的負擔，相去何其深遠。一個已經缺乏溫度的家，瞬間跌落到無底深淵、無盡的冰點。

大女孩還有一個妹妹，姊妹倆個性迥異，妹妹是一個現實享樂者，對於煩心的家務選擇避重就輕能避且避，雖然不願肩負太多煩瑣的責任，言語間郁芬卻也不曾有過情緒的苛責。郁芬說小的時候因為家境窘迫，她曾經長時間被寄養在祖母家與祖母過活。因為祖母生活嚴謹規律乏味，曾經有過一段時間她很沒有辦法諒解自己的遭遇，自覺童年有太多的委屈與被迫割捨。及長見到母親的境況與家庭的碎裂，內心轉而充滿感激與幸福，讓她沒有淪陷成為家庭的一員，讓她得以有勇氣承擔彌補家庭的碎裂，沒有讓這個四分五裂的家庭輾轉變成社會的包袱。

送到機構安置的母親，因探視時不懂致疏於關注機構的養護，隱然出現壓瘡現象的母親更在機構的一再隱瞞下讓傷口愈形擴大，直到潰爛嚴峻時只得緊急送醫住院，也因此促成內人與郁芬的結緣竟至形同姊妹一如朋友般無話不談。

生命的因果，真切的由自己掌握

短暫休息後內人再次接班，照護的個案是一位已經在機構生活了十餘年的伯母，年逾八十的老人家臉色紅潤、皮膚白皙一點也沒有應該出現的暗沉與皺褶。老人家安靜慈祥，說話溫柔得體，性格更是少見的樂觀開朗，幸運的入住一間健保雙人房。緊密拉上床廉的隔床病患正是一週前入住的郁芬母親，由於糖尿壓瘡衍生其他感染，暫時隔離的郁芬母親似乎仍陷於意識不清時而昏睡的狀態。有趣的是這間病房的兩個病患雖然跨越不同的兩個世代，卻同樣都是很早就診斷出的糖尿病患者。

不同的是，伯母在不到七十的年齡就自願選擇入住機構，讓機構來照顧她的起居飲食。伯母說在機構裡凡事都有人幫妳服侍的無微不至，不用費心張羅老伴的三餐與家務，每天都有一群朋友閒話家常，顯然伯母在機構是如魚得水樂不思蜀，真是少見難得樂觀開明又開朗的一個人。伯父呢？哈，他工作可多了，退休後一個人在家每天竟有忙不完的瑣事，摸不完的家務，住家離機構不遠，先生也會每天過去陪伴探視……說起先生伯母也不改風趣不置可否的聊著。這樣的個案情況也是我們破天荒接觸的第一次，絕無僅有的特例。

伯母留著一頭雪白無瑕的短髮，每天過去探視時我總不自禁的輕撫她這頭白髮讚嘆不已，老人家也總被我逗得闔不上嘴的頻頻點頭贊許。見到伯父之後，我更佩服伯母的果斷與睿智決定，如果沒有十餘年前的立下決心，恐怕伯母很難持續今日的健康與胸襟。每天固定時間，八十好幾的老先生會從家裡騎腳踏車出發，騎到附近醫院接駁車經過的地方轉搭到醫院，停留近一個小時後循著同樣的軌跡回家。老先生的個性極端主觀聽不進旁人話語，性格急躁叨絮異常且易怒剛烈，經常不可理喻攪得護理站的醫護雞飛狗跳難以招架，身為照護的內人當然難免被流彈波及。驚奇的是躺在病榻上的伯母卻似司空見慣般的置若罔聞神色自若，而且每在先生離開病房的當下寬慰內人：他一直都是這樣，別理他，更不必放在心上。

現在想來，更感佩伯母在經年累月千捶百煉下洗鍊出來的豁達與開朗不單單只是驚奇，更是何其巨大的偉大。恰如其分不損丈夫顏面的為人妻，善盡職責盡得子女關愛的為人母，卻還能轉化昇華保全自己，著實給了我們一課彌足珍貴的震撼教育。同樣環境滋養成長的兩個兒子竟也涇渭分明，老大溫和謙恭、軟語笑言形似母親；老二不苟言笑、剛愎少禮卻也盡得父親真傳不惶多讓。造物者的神奇奧妙加上人類的琢磨演化，不僅妙不可言更教人嘆為觀止。

簡單的健保雙人病房，緊鄰的兩張臥榻，同樣是早期發現的糖尿患者，八十好幾的伯母選擇簡單樂活節制飲食，與糖尿病和平共處恢諧面對，至今身體康健笑看人生。而郁芬的母親卻漠視規勸不以為戒，依舊恣意飲食，換來六十不到的年紀卻已截肢恐需終身臥床，確實應了一句千金難買早知道，遺憾奈何。母親曾經好奇的問我們，在醫院看護最常見到的是什麼病患？這個問題根本可以不假思索的回答：就是癌症病患。在醫院病房裡，癌症患者簡直就像一般流感一樣的普遍存在，早已由觸目驚心的悸動習慣為見怪不怪的不足為奇了。

空氣中瀰漫著各種戕害健康的毒素逼迫我們不得不吸取，我們卻更毫不節制的貪婪滿足各種不均衡的口腹之慾，還像見不到明天的太陽似的狂歡二十四小時尚且不滿足。有時想想實在很讓人欲振乏力，街頭在百般計較抗議週休二日或一例一休的同時，怎麼從來沒有想過咱們身心更需要適度的調養休息？或者是想及早將它們揮霍殆盡讓自己早點進入一例永休，但是在生命劃下休止符之前，先得確定自己扛得過那段未知終點的生命倒數計時，再惦惦自己有什麼本錢得拖著多少人陪著在汪洋中載浮載沉。

生命的因果或許真的難免先天的作弄，但，生命的終究、生命的精華卻真真切切的由每一個自己緊緊掌握，怨不得天更無需尤人。

繫上一條溫暖的黃絲帶

內人說初入病房見到郁芬的剎那，心裡閃過一絲喜悅，因為從郁芬的外形舉止很像剛跨入照服領域的看護，難能可貴的年輕看護。稍事觀察卻不免疑惑重重，因為這個大女孩的照護顯然生澀不嫻熟，護理師進房換藥時更迫不及待毫無章法的傾吐所有心中的焦慮疑惑，而且進出病房間也從不懂尋求隔壁同仁的協助，這是身為照服的疏失與大意。閒暇時只見一個人面露愁容的孤坐在陪睡床，顯得一臉滄桑落寞無助淒涼，格外讓人心疼。

很快確定郁芬是患者的女兒而非看護後，內人毫不猶豫的放心探詢、協助、關心、陪伴，尤其自己照護的樂觀伯母更肯定，樂見內人的出手相助，讓內人更能放下心來的不分晝夜提供經驗與照服。

這個本來就是健康正面充滿陽光的大女孩，一下子彷彿從一株狀似枯萎的花朵瞬間綻放笑容，回復了她應有的生機與剛強。短短的十天裡頭，兩個人形似母女，又像姊妹朋友般的無話不談，事事請益交流，內人更竭盡所能的提供所有照護經驗，尤其在得知郁芬也是一位基督徒後，彼此間的信賴與扶持更形鞏固密不可分。

在醫護悉心的醫治和兩位照服齊心周全的照護下，郁芬母親的壓瘡終於見到癒合跡象，神志也逐漸恢復清醒轉而清楚感覺痛感，恢復的進度由緩漸速，幾乎每天都能清楚感受她的復原情況。內人要郁芬放心偶爾請人代班，一來她還有自己的工作得維持，再者她更需要偶爾離開這個牢籠到外頭透透氣吸收陽光，郁芬也更寬心的聽話照做。

十天後，精神抖擻的睿智伯母健康出院了，充滿感激的回到她的開心樂園，內人也放心的告別了那間病房，因為郁芬已經可以將母親照顧的很好，而且也逐步為母親計劃未來的藍圖。雖然相隔在不同的樓層、病房，內人總會在得空時特別前往關注，而郁芬也每天將母親的復原進度毫不保留的分享給內人。雖然郁芬母親的復原情況距離出院應該不會太久，內人還是叮嚀郁芬能拖則拖，務必確保母親的瘡潰完全康復避免餘慮。

因為醫院礙於健保規定及實際住院需求，通常在療程進行到一定的進度時便會要求出院照顧，鮮少個案考量給予通融。所以在醫院其實屢見不鮮出院不到兩天又立即急診住院的案例，一來老人家的免疫早已下滑，再者可能個案家庭的狀況確實不適於復原照護。郁芬母親的養護機構即使口頭不說，大家也都心知肚明、心照不宣，相信這也成為郁芬的另一道思索難題。

在日復一日單調重複、枯燥疲累的醫療照護下，郁芬母親的傷口癒合雖然緩慢卻顯然日有進展，隨著疼痛感的日漸減緩，意識也完全恢復清醒正常，母女之間增添了許多對話，母親更倍感對這個大女孩的歉意與不捨，也讓郁芬更積極思索母親未來的安置與照護。

有一天，郁芬向內人提起希望母親出院後能請內人協助做居家照護，內人當下毫不猶豫的答應幫忙，因為只想到自己的照護確實可以協助郁芬母親的未來細碎解決郁芬在這部分的困擾。及至思考周全就輕易發現這不是一個最好的安排，一來郁芬的老家已經一段時間無人居住，為了回家安置母親不單單只是整理打掃的工作，而是空間上是否適合需要調整變更。購置必須的醫療器材所費不眥，顯然會是一筆沈重的負擔，而當下的時節相信市政府的年度醫療補助預算早已用罄。

再者母親的居家照護缺乏醫療環境及設備，對壓瘡未癒的患者而言會形成比較辛苦的挑戰，更重要的是每個月的看護費用從何而來？即便我們可以不收或少收，郁芬也絕不允許，心裡過意不去。內人將自己的思慮無所保留的清楚表達，並建議郁芬從外勞的申請或尋找更放心的機構安置思考，也提供我們信任的仲介公司和幾家我們接觸篩選過的機構名單給郁芬，至此，郁芬母親的未來安置漸趨明朗。

郁芬母親的病榻幾乎沒有訪客，我見過的唯一一次是教會的牧師偕同另一位主內兄弟前來探視關心並提醒郁芬需要協助時務必不吝啟齒。也才明白彼此雖然宗教不同，信仰尊崇的卻都是唯一的主耶穌，或許相同的信仰讓郁芬和我們有著更多心靈神會的不待言語吧。時刻理平、順服自己的心，造物主會輕托著你漂流到彼岸。曾經看過一則很短、很有寓意的故事，描寫一個人在連連重挫失敗呼救無門之際來到海邊在沙灘上行走，在絕望至極了無生趣的哀痛下不禁仰天長嘯、悲憤長鳴。

我最愛、最愛、最信仰的菩薩，當我受盡打擊失敗挫折求救無門時祢哪裡？

說著說著心灰意冷的轉向大海，此時耳邊卻響起了清晰且堅定的聲音。

我一直在你身邊陪著你，沒有一刻離開過你……

別再騙我了，我不相信，祢根本早已棄我而去任由我自生自滅……

我怎麼會騙你？看看沙灘上留下的腳印……

回頭望著沙灘的男子更氣了：沙灘上就只有一對我留下的長長腳印……

菩薩回答：

哦，那不是你的腳印，那是我的腳印，因為這段時間我一直將你背在身上，只是你一直都沒有察覺……

屢屢觸動靈魂深處的真切感動

終於，在一個多月的冗長醫療照護後，郁芬的母親帶著尚未完全癒合的瘡口出院了。這期間，郁芬也親自走訪多家機構，並當面向機構負責人陳述家庭的境況及母親的需求，其中有郁芬屬意的一家更不辭辛勞往返不下四次，她的積極更獲得負責人的肯定和善意回應。這是一家新建且營業不久的機構，設備、環境尤其負責人的悲天憫人都讓郁芬不吝稱讚，不菲的收費也酌情減收，著實讓郁芬的肩負稍事緩減。

持續的，郁芬總會傳送母親復原的照片給內人，也會見到她和朋友健行旅遊的陽光，偶爾傳來她刻意陪伴弟弟旅遊的相片，字裡行間充滿恩典的透露父親、母親和弟弟的情況都呈現一片平安喜悅，內人總一一與我分享告知。黑夜似乎終於走到盡頭、曙光將現，這個家庭宛如見到了重生的契機，讓我們一起為這個家向耶穌禱告，祝願這個家庭得獲耶穌扶持，擁有最平凡的平安、健康與喜悅。阿門！

這孩子打從出生的那一刻起，就沒能從上天那兒獲得一個健康的家庭，也許清貧的童年竟是她僅有的少數無憂記憶吧。她的家世、背景、遭遇讓她可以輕易選擇和她妹妹一樣的自憐自艾、卸責脫逃，儘可以毫不矯飾的自暴自棄、棄之不理，畢竟，她也有她自己艱辛的人生旅途。但是，她沒有，她選擇勇敢的迎向陽光的一端，正向面對，承擔一切的風雨荊棘。

我常想，我們的債務不過是一連串鮮明的數字橫梗在眼前，但，至少我們清楚確知：只要我們維持健康、持續努力，這些惱人的數字將猶如沙漏般日漸減少歸零。可郁芬，她承受的卻是無法逆料看不見終點的未知，過程中的任何一個變數都極有可能成為壓垮駱駝的最後一根稻草。我從不質疑，每個人無分貧富貴賤都一定會在別人的生命輕重裡扮演著無可取代的份量與關鍵。

雖然我覺得自己有義務，更應責無旁貸的批露更多的郁芬與阿福，可是我也厭倦於等待良知的覺醒或救援到來的漫漫長路。所以，我試著開始點亮一盞一盞的微光，多一盞微光也許就多了一處溫暖，總比一直紙上談兵不斷聲嘶力竭的呼籲實際的些。

郁芬就像我們的大女孩，積極正面、樂觀陽光，她也該像我們的小女兒般擁有自己的歸宿，子女屈膝圍繞笑語不斷。然而，殘酷的現實卻早已讓這個大女孩澈底放棄憧憬，結婚早已不在她人生的選項裡，成家更成為不敢想像的編織。其實郁芬早已結識一個知心男友，若說論及婚嫁早有過之而無不及，男友非常清楚郁芬的處境也一路默默扶持。郁芬說她曾清楚明白的表達不會結婚的意志，因為她不能讓這個家庭拖垮了另一個家庭。

所以……如果有一天她的男友選擇離開，她非但沒有怨尤反而心存感謝他長久的守護與扶持。甚至，她希望男友如果有成家的壓力，就儘管放手去追逐自己的未來。幸虧男友說他沒有承先啟後的壓力，一紙結婚證書也不是他所追求，要她放心去做自己該做的事。我何其希望，郁芬的守護天使能與她一生相知相守；我更希望有我們無法預知的恩典奧蹟降臨在郁芬身上，還給她一個屬於她應有的幸福。

幾個月後，郁芬特別回到了醫院找內人，還刻意帶了《讓我照顧你》這本書請我簽名祝福。原來是內人見她空暇時很喜歡看書，特意將這本書介紹給她。郁芬說她是邊拭淚邊看完這本書的，這樣的話其實一點都不陌生，好多照顧者都表達了同樣的感動，似乎身為照顧者較能置身其中的感同身受吧。我們不約而同地詢問了母親和家裡的狀況，父親現在總能在許多決定前先探詢郁芬的意見，讓郁芬寬心許多，她還計劃要抽出時間帶父親外出旅遊個兩天。

弟弟的情緒也都穩定下來表現的中規中矩，她還是像陀螺一樣三邊輪流跑著、陪著，不讓一方有失衡的機會。至於母親竟是目前最讓她放心的，因為機構的用心照護讓她更無後顧之憂，兩天前才送她回醫院做簡單的門診清創，評估只需再做一次門診清創就可以完全痊癒了。看著眼前的大女孩自信樂觀的敘述著這所有的一切，我和內人只能疼惜的叮嚀她要照顧好自己並且隨時保持連繫，希望主的恩典像汩汩源泉永遠永遠守護著妳。

我們總鼓勵郁芬勇於開口尋求資源，因為累垮了自己這個家就分崩離析了，所有的付出與守護將會見不到一點價值。郁芬說她有一個好朋友會幫她尋找支援，有時會得到不止一處的支援，如果當下已足夠滿足她的拮据時，她會立刻停止其餘的資源並表達自己的謝意。就像阿福一樣，最需要社會資源的他們卻最不願意讓自己成為社會資源的受惠者。他們的一顰一笑更讓我清楚看到生命的輕重，屢屢觸動著靈魂深處裡蟄伏已久的情緒，何其希望自己能有能力為您們做些什麼。

如果還能健康呼吸，
何不珍惜咀嚼每一口吞吐間的滋味，
如果還想擁抱，
何不立即緊擁入懷，
如果還能牽手，
請別輕易放開……

聽見不同的生命型態

從小常聽長輩們說什麼生有時，死有日，什麼生死有命富貴在天的言語，總耳熟能詳的不以為意。及至漸長才發覺事有蹊蹺，話中有話，這些話適足以表現以前的人比現代人更順天、敬天，甚至畏天，語意中充滿對生命無常的無奈和對現實的寡慾容易妥協。時下人們仗著各項一日千里的科技，不斷的挑釁超越與天抗衡，殊不知一切的偉大在天看來確實渺小如滄海一粟。

天不可逆，但命由人運而翻轉、而改變。天主似乎特別眷顧我們夫婦，總喜歡讓我們在極短的時間內接觸迥異的兩極個案，讓你不得不在腦海裡鮮明的刻劃矛盾的糾結。這個內人照護的個案其實我一點也不想談論隻字片語，因為它太嚴肅、太衝擊、太滄桑、太無能為力去有所置喙，甚至我都假裝讓自己忘記或從來沒有發生過。只是天主讓我在頃刻間接觸，聽見完全不同的生命終結型態，相信祂是有意藉我的手揭露這三段不同的生命態度與看待，我只能忠實於所見、所聽、所聞。

個案中等身高略顯厚重，六十過半未到七十的年齡，簡單的平頭下是一張富富泰泰的臉龐，台語熟練的他卻喜歡夾雜許多生澀的台灣國語，滔滔不絕的話語幾多重複。多年的糖尿作怪終在二年前右眼全盲，左眼也僅能感受微弱光源，起居生活可以想見。這次住院僅因抓癢摳破了左腳掌心，大兒子溫文和緩的說著大哥的狀況，一旁的大嫂除了好像積累多年的一臉愁容外沒有多餘的表情，也沒有多餘的話語。心想，有傷口感染的糖尿病患者，只要悉心照料假以時日很快就能出院的，一時之間倒也不以為意沒有多想。隔天，協助護理師消毒換藥時卻被不預期的眼前一幕震懾了好一會。左腳掌心一道又長又深的傷口觸目驚心，傷口顯然開始潰爛感染變色。如果沒有一段時間的擱置不理怎麼可能演變成現在的嚴重模樣？連我們這樣的外行都看得出來事態非比尋常，突然間湧上來層層疊疊的疑惑只能安撫在心不敢多問。

終於，醫師查房時家屬在病房等候。醫師詳細，明確的告知患者病情，建議最理想的方式就是截肢，確保身體其餘部位的健康。大嫂和大兒子顯然面有難色、不置可否，醫師見狀只得又說：如果不截肢也必須經歷幾次的清創，但不確認清創後的感染或恢復狀況。家屬又閉口不言，醫師只好悻悻然請家屬回去考慮，儘快做出決定，延誤只會對患者造成更大的傷害。二天後，家屬終於正面回應醫師，做出他們的決定：不截肢、不清創。答案揭曉的瞬間，病房的空氣為之震懾凍結，醫師、醫助、護理師和內人竟然同時像被電擊般的一二三木頭人呆若木雞，靜默的沒有人敢說什麼，連呼吸都小心翼翼。

不截肢，也拒絕清創，那……那……那是什麼答案？什麼意思？久久醫師才回過神來緩緩的說：如果這是你們的決定，那我的工作就到此為止了。不能進行任何醫療行為只能建議你們幫他辦理出院或者我請緩和病房過來評估，看他們能不能接到緩和病房處理後續。家屬默默點頭一致同意請緩和病房評估接納……聽到事件的過程我無比震撼與錯愕，顯而易見可以康復出院的病情，家屬卻選擇置病患於死地而不顧的做法，不僅匪夷所思聞所未聞，背後的真相該有多濃烈的恩怨情仇，痛心疾首。

緩和病房的主任醫師完成評估後只淡淡的對家屬說：不給予任何醫療行為，但至少必須讓護理人員每日消毒，換藥施打必要的點滴。家屬當然沒有問題，於是待了一個禮拜普通病房的大哥終於搬進了緩和病房，等待家屬預期應該要發生的結果……因感染引發敗血後生命殞落，大家心照不宣的日出而做。大兒子和大嫂沒有一天不來探視，兒子總貼心的在耳背的父親臉龐細語輕聲，並溫言暖語勸阻同意截肢的父親種種理由。大嫂總帶著堅毅愁苦的面容遠遠站在床尾，不曾見她展露一絲笑容。隨著每日的探視接觸，大嫂終於慢慢卸下心防，斷斷續續的訴說悲苦的過往，諸般的委屈。我幾乎每日中午幫內人送餐時都會和他們照面關心，有苦難訴的大嫂漸漸地敞開心房讓我們走入探索。

疼痛的記憶，好多好多

大哥生長的家庭不算富裕，卻因為從小父母的絕對溺愛養尊處優，養成他天天醉、醉天天的酒池肉林，沒有絲毫責任擔待的大男人沙文性格。婚後幾年大概是大嫂感覺最幸福甜蜜的日子，夫妻攜手胼手胝足揮汗置產，日子過得辛苦卻甘之如飴。未料，不出數年在婆婆的放縱下又開始故態復萌，甚至開始每日進出小吃部欣然當起火山孝子，一個接著一個毫不避諱的新歡舊愛。甚至引以自豪，洋洋得意且洋洋灑灑的分享小吃部裡他的兩個最愛，如何慷慨揮霍救貧解難，他的紅粉知己如何軟語輕聲體貼溫柔。

家庭重擔悉數落入誤入歧途的大嫂身上，每日早出晚歸的大嫂任勞任怨了幾十年，還得永遠懼怕著公婆的臉色動輒得咎，一身疲憊的她回到家總得每晚面對丈夫的咆哮酒後失控。因為自己的早出晚歸幾乎都見不到孩子清醒的時候，只得當晚將學費交代丈夫隔日一早交給孩子繳交，丈夫卻從無例外的將學費帶到小吃部註冊報到，恣意享樂。

日復一日、年復一年，隨著三個孩子的誕生接踵而至的龐大壓力早已讓她喘不過氣，曾經她也萌生過離婚的念頭，丈夫只是齜牙裂嘴的警告威脅她：只要妳敢離家出走，就準備為他和三個孩子收屍。渾身血淚，苦不堪言的她只能咬緊牙關一步步的將孩子養大，從小將一幕幕看在眼裡的孩子也沒有辜負母親的滄桑憔悴，事母至孝，對父親有人鄙夷、有人無奈、有人辛酸，感受錯綜複雜很難放下，因為躺在病床的父親至今沒有一絲悔意、沒有一點愧歉。

習慣進出小吃部的大哥，也讓他的一口說話腔調盡是濃濃的脂粉味，偶爾還會不禮貌的吃吃豆腐嘴巴不乾淨，總引來內人一頓訓斥。二十四小時幾乎不停的嚷嚷，無法停止的亢奮不僅讓內人疲憊不堪心力交瘁，更影響鄰床患者和家屬的百般無奈，頻頻幫內人鼓勵打氣。長期的酒國英雄頻添醫師用藥的困難度，單是一劑希望讓他安靜，讓大家可以得到至少睡眠的神經穩定劑都試了又試，換了又換，不是不見效應就是只能短短撐個兩天，搞得大家雞飛狗跳、人仰馬翻。

內人沒有因為家屬的態度而影響她的照護，反而一天三次在護理人員換藥之前先行用力推擠出傷口的膿液，一次一次從不間斷。每天我在病房裡聽到大嫂說的一句話就是：你為什麼不早點死死，害大家都受盡折磨不得解脫，讓大家可以好好過日子。我知道，大嫂說的不是氣話，而是長期身心俱疲下的積累怨憤。不截肢、不清創只是很明白的宣告家裡已經沒有人還能心有餘力的繼續給予照護，即便有人不忍願意恐怕也心有餘而力不足了。

我總會在每天見到他時試著引導他感受自己過去的劣行，試著引導他對大嫂，對孩子說一聲：抱歉，除了換來狀極輕鬆的嬉皮笑臉外從來沒有一次得逞。久而久之連隔床的家屬都看不下去的對我說：大哥，別再試了，不會有效果的。確實，儘管自己再怎麼屢戰屢敗又屢敗屢戰，終究只讓自己灰頭土臉、徒勞無功。

轉進緩和病房兩個禮拜後，傷口竟然開始收縮癒合，真是天可憐見，不知是同情護理師還是內人抑或病患？傷口竟然緩慢地逐漸癒合。即便護理師也覺得這樣的癒合充其量只是一種假象，沒有清創的內部感染究竟惡化到什麼程度無人知曉。但傷口在緩慢癒合卻是不爭的事實。雀躍的是內人和護理師，驚訝的是隔床的家屬，倍感錯愕傻眼的當然是大嫂和兒子。為什麼沒有順著認知的章程走？為什麼連這麼自然的道路都還頻出狀況百轉迂迴？難道應了那句通俗不過的俚語：惡星難治。

病況好轉讓計劃中的一切亂了套了……一個月後，醫師囑咐內人請家屬近日辦理出院。家屬聽到可以辦理出院後更目瞪口呆的手足無措，當然手足無措了，怎麼不會手足無措！一下子又陷入過往歷歷在目的天人交戰，不會有人想回到從前，那種煎熬、那種折磨，最後商議的結果自然是送到儘量眼不見為淨的護理之家。尋找，連繫的過程又延宕了一個多禮拜，終於，大哥神清氣爽的出院了，渾然不知自己正逃過一次死劫，兀自俯仰無愧的緬懷過往的豐功偉業。讓人感覺好錯亂的一次照護，善盡了自己責任的一次成功照護，卻違和了家屬的希冀與預估，天平下難以平衡的兩端好交迫累人。

大哥出院後不到十天又因感染問題入院，這是少見內人照護過回頭住院時沒有連絡她照護的案例。我很高興是這樣的轉折，因為連天主都從旁協助我們避開這樣的難處。剛好隔床的照服是我們的好朋友告知我們這個訊息。朋友說這次換了一個男的看護，對大哥不甚搭理，時常進進出出的不知道忙些什麼。沒人理睬的大哥這次竟然不吵不鬧，相安無事的很，究竟是讓人都覺得可憐想同情的個性？還是到了護理之家後自知之明的有了微妙的心理轉折。十天之後，大哥又如常出院了，彼此間不知道還要繼續折磨糾葛多久？也許在某一個不預期的時間又會在醫院的廊道裡遇見大嫂和兒子，如果是這樣，是幸？還是不幸？是誰的幸？又是誰的不幸？

毫無保留的愛著，就不會後悔

結束個案照護的休息期間，我們一如往常的到朋友店裡閒茗嗑牙，巧遇一許久不見的遠方大哥，卻驟聞其妻新喪才剛圓滿後事，無不詫異震撼。大哥胸懷丘壑閱歷不凡，常年遊走大陸國土屢為企業高層授業獻策，所到之處前呼後擁盡是拍馬逢迎，遍嚐人間珍饈暢飲瓊漿玉露，狀似叱吒風雲的天上人間卻不料以最昂貴的健康流失為代價，及至驚覺身體無法如昔負荷乃急流勇退。回台後簡衣蔬食，忘情山野，雖喚不回流逝的健康卻至少找回生活的簡約幸福。

一個半月前的晚上餐後，與妻閒話家常之際想起今日餐後的杯盤狼藉輪到自己收拾，離開清洗餐具不過旋踵幾分鐘的須臾，返回卻見其妻抽搐捲曲狀甚苦痛。立即以自身所學施以CPR急救並一邊連繫一一九的救援，大哥說救護車七分鐘抵達，救護人員立即接手急救，並在二十分鐘內送到指定醫院的急診室，他連繫的二位熟識醫師也早已在急診室等候待命。經過長達二個小時的急救，施打了二十一劑強心針，漫長又驚心動魄的急救過程竟至讓他不捨，最終仍得放手，最終仍回天乏術。

大哥幽幽的說，家裡搭起治喪的棚帳時，聞訊親友莫不以為倒下的是他，豈知！世事難料，禍福莫測！震驚錯愕的親友莫不議論紛紛瞠目結舌！大嫂平日極其重視身體的保養與健康，生平幾乎是健保卡的拒絕往來戶鮮少動用，一週前才剛完成全身身體檢查，且所有數據皆漂亮正常，活生生的一個人，一分鐘前、一分鐘後竟至生離死別天人永隔，猝年不過五十二。在場的其他三人和他親友的反應完全一致不相上下，夫復何言。誠所謂生死有命，萬分不得強求。對比內人方才照護的個案，不禁教人不勝噓唏、無語問天。

我無法理解，也興趣缺缺的去探究所謂的因果循環，前世今生，卻清楚見識生命無常的瞬間轉眼，多少人能體認健康呼吸就是最大的幸福？多少人願意實踐珍惜當下才是永恆？許多人在述及至親驟離的哀痛時，總不約而同不能免俗的提及魂魄入夢一事，在在透露出人類對空無神靈的無奈，未知與無能，不拘你是否飽讀詩書高官貴爵，更無礙於你是否一介白丁販夫走卒，未知的神靈自有祂一套簡單平凡不過的遊戲天平，只是人心的複雜扭曲了一切。

然而，即便生命無常難料，每一個生命的輕重卻容不得世人秤斤論兩，也不容世人置喙插手。

生命自有其皺折，有其歷程，有其終始……必然也有其最後的定奪審判。

我很喜歡聖經裡的一段話，語意是，今日的苦已經足夠你承受，不需為了明天，甚至未來的苦憂愁……很有意思、很有味道。

誰都可能有自以為的包袱，但沒有過去何來包袱？專注的活在當下，放眼未來，也許包袱不再那麼沉重，也許包袱終有在心中卸下的一天。這塊土地的居民顯然變得易怒衝動，極易被挑撥情緒又不願對現實束手就擒的妥協，然而卻苦思不得常軌裡的解決方針。所以多數繼續隱忍忿忿，少數踏上猖狂街頭，以前沉默與抗爭嚴重傾斜的天平兩端，不知是喜該憂的竟逐漸趨於平衡。我何其有幸，強烈承襲了父親悲憫、敏銳的家族基因，看到一幕畫面劇情總得偷偷拭淚，聽了二分之一的笑話總得克制忍住別笑出聲來，重複聽著一首首配上畫面的歌曲也從不例外的淚流滿面，私下裡我更任由放肆的淚水恣意模糊我的雙眼。可我卻缺乏父親對善念堅持與行動的執著，默默付出不求回報的一生無悔，天壤之別的行徑又何其駑鈍自私！

我經常不由自主，無厘頭式或神經質的發自內心對有生命或無意識的事務讚嘆道謝，對自己種植的果樹花卉，對進出頻繁的鐵捲門、車輛，對經常使用的電腦或家電用品，我總會隨口說聲謝謝、辛苦了。對路上所見的義行善舉，或生活中遇見的禮讓、溫馨，總會在心裡喃喃自語地替它按讚。沒有原因、也別問為什麼，只覺得生活裡隨處可見生命的盎然躍動，生命自有其樂章律動，自有其服務與貢獻，值得我隨時不住口的讚嘆喝采、感激感動。生命的戛然而止是否也自有其緣由與程序，生命之重是否不該由誰來取捨與定奪。

常言道：人浮於世，豈能盡如人意，但求無愧於心。

談來何等輕鬆容易。

過了不到三天，路上偶遇熟悉的鄰村友人，卻聽到另一件讓人不勝噓唏的事故。鄰村一位長者長年憂心陷入吸毒無法自拔的孩子，幾經勸戒卻依然挽不回正道，終日自閉深陷泥淖，稿木死灰的父母惶惶不可終日。前幾日又在一陣口角之後，拋下一句：就當我欠你們三十年。直接自三樓破窗而墜，留下驚惶失措渾身顫抖的父母，緊急送醫急救仍然沒能挽回一條三十初頭的年輕生命。這樣的生命結束是幸？是不幸？

事件裡應該遍尋不著任何一個幸運者吧！如果，幸運沒有終結生命而是重殘臥病，那又該是另一番什麼樣的不同光景？驚懼目睹摯愛兒子最後的身影，臨終的作為，在他們嚥下人生最後一口氣的同時會不會一直得煎熬承受？就當我欠你們三十年，輕率且痛到讓人無法理解的一句話，人怎麼能做得出這麼自私，這麼殘忍又毫不負責任的事件來？今生尚且不知生命輕重還談什麼前世來生，一連三個迥異的個案幾乎壓得我透不過氣來，我不由自主的深呼吸、深呼吸，試著緩和心頭的波濤洶湧，試著理出雜亂的萬緒千頭，卻依然一無所穫、一無所穫。

謝謝你，一直陪伴我長大

每每兄弟姐妹返鄉齊聚時，母親總習慣從古董斑駁的儲櫃裡拿出那二本泛黃剝落的相簿瀏覽。一家九口拼湊不出兩本貼著不規則大小照片的相簿，可每張，每次都能掀起一陣的七嘴八舌，訕笑或尖叫。不經意的出現一張么弟幼時穿著顯然大了好幾碼的暗綠大衣的小小照片時，大姐和大妹總幾乎同時的驚叫：啊！這件我穿過……是啊！怎麼不是呢？在那個年代，幾乎每一件衣物都有著共同的溫暖、相同的回憶，縫縫補補的不單只在衣物本身，更是層層疊疊的幸福傳承與累積記憶。

大一時著迷似的整天泡在球場，每天下午班上碩果僅存的男生總在球場準時出現比在課堂點名還機靈。除了書籍之外，球鞋竟然一躍而成最大的消費，磨損速度之快實在讓人咋舌。曾有一次特別跑到一家運動鞋專賣店挑選籃球專用鞋的外銷瑕疵品，即便價格很是讓人喜出望外，買下時卻仍得咬牙錐心才下得了手。這雙鞋情義相挺的陪了我近一個學年不離不棄，在他鞠躬盡瘁確實無法再為主人效力馳騁沙場的一刻，我瞞著同學室友偷偷做了一件自認為有情有義了不起負責任的事，其實是怕被發現時會變成廣為宣傳的笑柄。我偷偷找來幾張報紙好好的為他包紮，並找來一個紙盒置放，然後煞有介事的騎著腳踏車跨溪到大里投入垃圾箱跟他告別，只因為不忍把他隨便丟在宿舍的垃圾箱，怕自己睹物思情，畢竟他是老么唯一擁有過的一雙籃球專用鞋，也是陪我奔跑跳躍、蹂躪最久的一雙球鞋啊，如今想來都不覺莞爾。

有一件短袖內衣也不知道怎麼回事，穿穿洗洗的竟然變成薄如蟬翼的天蟬衣，每次穿它都得小心翼翼生怕扯破，內人屢次要我丟了換新我總不願。因為我無法理解它的堅強，而且穿起來真的舒適就像廣告說的渾然感覺不到它的存在，二〇一七它才終於熬不過歲月的摧殘棄我而去。唉！早該把它留下小心收藏才是，這樣的異類真是鳳毛麟角稀世罕見呀。其實，曾經收入尚且優渥的我並不算節儉，只是習慣使然的習以為常罷了。

從小，家裡的兄弟姊妹除了三餐溫飽外，幾乎不曾伸手向父母要錢，我想那個年代的孩子都大同小異，心有戚戚焉吧。母親說大姊小的時候足不出戶，初中時學校流行輔導補習沒人鳥你願不願意，大姊竟從來沒繳過補習費也從來沒跟爸媽提起。到後來沒交補習費的總被導師課堂罰站，她竟然一路被罰站到底稱霸全班，到最後不了了之連班導也莫可奈何。不曉得她哪來的勇氣或究竟少了哪根筋竟有這樣的義舉，正所謂一皮天下無難事吧。大姊透露這段過往時家人無不嘖嘖稱奇，恍然大悟原來家裡長久隱藏著這麼一位永不妥協的異議份子，也算奇女子一個了。

就像大姊說的，她根本從來不想參加什麼輔導、補習，而且家裡的窘態她都看在眼裡。對她而言這簡直比不樂之捐還霸凌吧，從沒料過家裡曾經出了這麼一個貧賤不能移、寧死不屈的巾幗英雄，只可惜其他手足沒有第二個有大姐的一身傲骨。同樣歷經那個年代的我們，多數不都選擇沉默屈服嗎？是啊！不同的年代總有崢嶸而出衝撞年代體制的少數菁英，尤其在戒嚴時期的台灣就不免教人格外敬佩感動了。

二姊從小課餘總到處跟人下田做粗工、蔗園、馬鈴薯田處處都有她的影子。其餘的我們這些散兵游勇，放學後小小的客廳就是我們家的工廠，偶爾還會發起競賽讓工作更加起勁，大妹永遠是當時家庭手工競逐下的最大威脅者，拼了命的工作不就為了幫家裡多掙那幾毛錢。當時，能做的手工應該沒有一樣遺漏了，那真是一個生機盎然又知足樂觀的時代。

小五上學途中，一籠老麵發酵的白饅頭炊煙裊裊，空氣中掩不住的麵糰芳香，掀蓋的剎那竄升的蒸氣滿滿包裹著濃郁的味道撲鼻而來。無法自拔的竟讓自己將腦筋動到彌撒後的教友奉獻，幸虧在食髓知味的第二次就失風被母親捕獲，雖然難免換來一頓父親的傷心抽打，但耶穌也勉為其難的成全我一次小小的罪惡美食。人哪！不常都這樣嗎？自以為神最好欺，因為沒「人」知道，真是可怕啊？謝謝父親、母親在人生中一而再再而三的讓我遠離罪惡懸崖。

母親總記憶著我小四換了級任導師後整個人一百八十度的變了樣，不可取代的模範生活生生進化成張牙舞爪的撒旦魔鬼。也不知那裡學來的滿口粗鄙髒話，開口閉口連篇三字經，回到家卻一句也吐不出；父親說我一手端正的字體跳脫成了歪七扭八的阿拉伯文，還特意留下一本當年的作業簿讓人看了悔之莫及；三天兩頭的打在兒身痛在親心也喚不回以前烙印深刻的模樣，短短三年我相信自己讓父母吃足了苦、傷透了心，也許這段過往也讓自己不敢輕易邁入為人師表之路吧。

此刻，更能體會現代媒體操弄之罪惡，也更能領悟孟母三遷的用心良苦。直到國一因身為班長管束嚴格導致同學不悅，放學後被兩個同學堵在田間小路，因為不想還手可能也打來無趣少挨了些拳頭。回到家母親見我衣衫襤褸詢問究竟時，我只輕描淡寫的說自己騎車不慎滑入溝渠，似乎撒旦已棄我而去與我漸行漸遠，只可惜腦袋還是一片空茫，裝不下的還是書，輸……

很懷念國小時每週一、二次的叭噗叭噗響起，那是狗忠叔叔叫賣麵包、冰淇淋的搖魂鈴。身無分文的我們總偷偷跑進廚房夾帶蕃薯，換來以物易物的幸福，縱有十盒現代的哈根達司也遠比不上童年的一球清甜滿足。幸賴左鄰右舍的扶持讓沒有寸土的我們總沒缺過蕃薯、稻米、蔬菜。他們有過的農作收穫我們家從沒遺漏收成……橡皮筋、醬油蓋、縫沙包、玻璃珠、竹蜻蜓、跳格子、射彈弓、摺紙船、放青蛙、人手一支竹管沖天炮打起仗來笑看三國，連諸葛四郎與魔鬼黨我們都無錢參與，卻早已在簡單的遊戲中玩得如癡如醉滿心歡喜。而今，學齡前的兒童早已習慣於父母餵食的手機垃圾，國小童稚為了一支手機竟然不惜跳樓撞車，觸目驚心的誇張行徑屢屢有過之而無不及。

似乎，走到一個年紀總該有隨手可得，能按圖索驥的，
相同的味道、共同的記憶，
您呢？總能拼拼湊湊出些什麼才是，
別像，
這年頭，
只要沾染了政治，
還哪來素人。

在生命盡頭，緩緩落下的幕

母親八十五歲以前，子女只要少說了一歲，她總會不忘提醒把少了的一歲加回來；八十五歲以後，子女只要加上了傳統的虛歲，她會立即糾正你把多了的一歲減下來。其中微妙的心裡變化讓人倍感母親對生命盡頭逼近的忐忑與不安，也讓我們更謹慎面對母親的種種情緒轉折。對一位八十七歲高齡的長輩來說，除了高血壓用藥未停，偶爾感冒就醫，行動遲緩退化外，總覺得父親把他應享的福蔭全數傾注在母親身上。

大學畢業後我就沒有離開過他們身旁，么妹甚至為了她選擇嫁在村莊不離守候，姊弟妹更經常南北奔馳往返探望，母親似乎習以為常這般的平常幸福不以為貴，經常叨唸的是村裡少數比她高齡又狀似健康的人。曾經的累人遭遇緊緊糾纏著母親不放手，不夠開朗的胸襟杞人憂天的教人不捨。放眼望去村裡比比皆是獨居老人或缺乏子女承歡膝下的長者，單想到這些其實就已是許多人遙不可及的夢想幸福，而母親一直在幸福的夢裡徜徉無需逐夢、無需織夢啊！

相隔一戶的九十歲老人家是母親口中羨慕的健康對象，同樣的早年喪偶獨居孤處，她到去年都還每天騎著腳踏車在村裡四處蹓躂，不時拐進家裡與向來足不出戶的母親閒話家常，教母親好生羨慕。我們總慫恿母親，妳手長腳長又不是不會騎腳踏車，且行動自如沒有人限制行動，幹嘛老是嘴巴羨慕卻不採取行動呢？任憑嘴巴說破也說不動母親分毫。去年底老人家不預期的住院了，和母親同是長期高血壓的用藥患者卻從不按時服藥，可怕的是血壓飆破兩百時她卻依然沒有不適的感覺，這次暈眩送醫立即被留置住院觀察檢驗。

白血球遠低於正常數值，三餐營養不足嚴重影響身體的免疫系統，獨居加上個性使然應用藥物有一餐沒一餐的服用。在醫師的眼裡，這儼然是一顆危險至極的不定時炸彈，能不經常進出醫院走到九十高齡已然是個奇蹟，這下子再不耐煩住院的老人家也只得在子女的殷勤陪侍下待足了整整十天。下樓探視時總是在病房撲空，走動習慣的老人家總由看護同事和兒子陪著在長廊裡或坐或走，難得的天倫總得在醫院裡經常上演。

老人家有一群孝順的子女，除了老大已經退休離開職場外，其餘都還需要汲汲營營的勤奮工作，所以這期間和老大接觸最多，才了解他的許多無奈與身不由己。早已退休的他其實內心非常嚮往兒時的田園生活，早年父親離世時也分別為他們兄弟留下了些許土地，正可以讓他能幹活養生兼具滿足對母親的照顧。雖然大嫂也是鄰近村莊長大的孩子，對大哥這股返鄉萌芽的念頭卻遲遲不置可否，不輕易點頭。

大哥說大嫂十年前中風後，雖然復健良好與常人無異，但從此家裡一應大小家務全賴大哥一人操持，不愛運動的她鎮日茶來伸手，飯來張口完美的落實「櫻櫻美代子」的生活哲學，語多保留的大哥欲言又止，我揮手示意能理解他的苦衷。這不是想當然爾的簡單選擇嗎？能稱職扮演「櫻櫻美代子」的角色，誰會頭殼壞掉一頭栽進苦命的阿信世界？

老人家出院後，大哥開始更頻繁的三天兩頭回台南小住，也因此多了些見面、聊天的機會。閒談中我總刻意避開田園歸隱的話題，避免觸及他的軟肋傷處，卻才發現，原來回來小憩其實是他極其難得，夢寐以求的壓力釋放，接近從心所欲，不逾矩年近七十的大哥說他，其實好累、好累。

舉步維艱的百善孝為先

出院不久後的老人家不數日又急診入院，雖然很快出院卻已讓兄弟間愁容滿面焦心不已。子女決定禁止母親繼續騎乘腳踏車，散養的幾隻雞也一併送上黃泉路，斷絕了老人家飼養的念頭。無精打彩垂頭喪氣的老人家向母親訴說她的遭遇委屈時，宛如從天堂直墜地獄般的魂不守舍，教人不禁替她掬一把淚。由於老人家堅持對外勞的拒絕不信任，兄弟們決定幫她聘請一位熟識的村民，負責一日三餐的飲食均衡並確實監督母親按時服藥。沒有太久的功夫，老人家已經習以為常且甘之如飴的經常在附近活動筋骨四處走動。至於大哥，聰明的也把南下探親轉化為一種常態的舉動，適時的為自己舒壓解勞。

原來，回來小憩，其實是他難得的壓力釋放。他說：其實他很累、很累。妻子中風後，從未踏入廚房的他開始身兼數職、裡外兼修，除了得工作養家外，他開始一肩挑起所有的家務。妻子的中風早已痊癒，二子一女也早已成家立業，但是，退休後他竟轉換成全職的家庭煮夫。每天晚上必須準備好十一個人的晚餐、水果。

我愈聽愈納悶：二個孩子都住在一起嗎？哦！沒有，他們都有自己的房子。那、那，兩個孩子從婚前到婚後完全沒變的是，每天仍然攜家帶眷的回家晚餐，幾乎是風雨無阻。哇！聽起來好一幅溫馨、幸福的天倫畫面啊，其實一點都不公主王子。大哥說他每天外出只有兩個去處，一個是菜市場、一個是家樂福，然後就是在家理首家務，尤其是每天得準時上菜的晚餐早已不是他的幸福時刻。

老大一家五口，老二一家四口，加上他們倆老，每天晚上準時上演著賓主盡歡的杯盤狼藉。就連身為公務人員的媳婦，在享受悠悠漫長的育嬰假期間，也從來不曾提早抵達出手相助。大嫂似乎也很習慣享受這樣的家庭歡愉，卻從來不曾感受過枕邊人的疲憊不堪或憐惜不捨。這每天上演的談笑風生、家庭倫理，消費的是大哥每個月菲薄的月退年金，耗損的是大哥心裡遙遙無期的夢想天倫、走了味的溫馨，一人烤肉萬家香的做牛做馬。

我不禁問大哥：那你回來的這些天他們怎麼過？

大哥幽幽地說；我不在的時候，他們會想辦法自己煮啊！

那你從來沒告訴他們你身體的累、心裡的苦嗎？

沒有……大哥頹然的搖了搖頭。

大哥，不好意思，我說一句不中聽的話，你這不是在自作孽而且養妻養子為惡嗎？你用自我委屈的身教卻誤導他人你可能甘之如飴，又期待身邊的親人能菩提頓悟。自己受了委屈，也害了妻、子，更陷他們莫名入罪，及早挑明了說吧，再晚真的來不及了。

大哥的父親和家父年齡相仿俱都早逝，大哥的兄弟都承襲，分得了部分土地、家產。很久前大哥的小兒子曾興致勃勃的擘劃創業藍圖，想回來利用閒置田產栽種聖女番茄大展身手。經常掛在嘴邊的夢想並不遙遠，任由荒蕪的田園就在眼前，只要跨出隨時都能逐夢踏實。卻永遠只聞樓梯響，不見人下樓的遲遲不見付諸行動，我想最大的原因是老家還有一個年老獨居的奶奶吧，一回來恐怕也得責無旁貸的（順便）負起照顧奶奶的責任終致裹足不前。其實，他們兄弟也很少帶孩子們回來探望老人家，三、五年都難得見到一回吧，身教讓自己成了最大的受益者，卻也讓自己成為最大的受害者，我們卻猶渾然不覺。

曾經，我也犯了同樣的錯誤。當外出的子女電話預告要回家探望時，我總會言不由衷卻體恤地告訴他們；難得休假就好好休息，我們都安好無恙，不要這樣往返奔波。一、二次後婆忍不住提醒我這是不對的態度與言行，子女想回來時更要鼓勵歡喜迎接他們回來，讓他們知道我們的掛心與想念。我們的身教言行他們不一定能看見體會，回來時才真正可以提供他們及時的教誨。真是一語驚醒夢中人啊！愛之適足以害之，是啊！孩子與父母真像握在手裡的線與風箏，有了力量才有牽引，有了方向才有旋律，風箏也可以更自在遨遊且尋著軌跡，稍一放手，也許一切將後悔莫及。

老人家的孩子都有不錯的事業與工作，老二、老三經營事業有成，早已長年在大陸擴展事業版圖，即便有心牽掛時間卻成了最大的羈絆。縱然有心彌補對母親長年的虧欠缺憾，卻也只能愁悵徒嘆百轉千迴無計可施。也許，沒什麼也許，我總告訴自己：老么，你多心了。也許老人家走後，大嫂會興高采烈的返鄉安養繼續春秋；也許老人家走後，大哥的孩子會迫不及待的摩拳擦掌回來編織聖女番茄的大夢。終老竟成了某些人說不出口，不能圓夢的阻礙，終老恐怕也將成為大哥一輩子割捨不掉的遺憾情懷。老人家總會老去，這一代躲不過的接續終老，下一代很快會輪到你，我總懷疑：會不會偶爾午夜夢迴時驚醒這些嚇出一身冷汗？

原本可以輕易人人得償所願的三代同堂美事一樁，卻變成令人懼怕迴避的厭惡煩瑣，除了苦澀還是苦澀。

不出十年，台灣即將走入最龐大、最黑暗、最漫長的超高齡長照狂潮，出生率最高的我們的世代無可避免的邁入長照，出生率最低世代的你們卻也脫不了身的必須承擔沉重不堪的長照包袱。只要在這塊土地呼吸的人們都無法置身事外，除了一肩扛起奉養我們的父母安老之外，我們更不遺餘力積極的在為自己的終老準備，盼能不給下一代添加太多負擔，而你呢？你是否也有同樣的意識？而我們的父母官呢？給予我們什麼樣的信心與期待了嗎？

近在咫尺的家竟是一輩子的咫尺天涯

許多民間傳言來源早不可考，人云亦云三人成虎的結果只能成為信者恆信、不信者恆不信的自由心證。有人說新房最好不要舉辦喪事，別讓長輩的大體入門，而且一年後才能在家裡安奉神主牌位。曾有這麼一個個案就是因為新家接近裝潢完工，八十八歲的老母親卻因癌末入院評估後轉進安寧病房，醫師診斷來日無多，充分了解家屬意願後除了不讓患者多感苦痛外不做積極治療。老母親只育有一獨子，另有一養女都非常孝順，子媳每天再忙都會撥空前來探視、陪伴、聊天。只是心裡的不安仍不斷在內心鬼祟發作。

老母親一生清苦卻順天知命，婚後三年丈夫辭世從此獨自撫育唯一獨子，不數年公婆做主招贅新夫，兩人胼手胝足四處農務掙錢維生。沒有生育的兩人遵從公婆意旨從親戚處領養一女，疼愛之情比獨子有過之而無不及，先生去世後倒也在子女的孝養下安養天倫。一心盼著能與子媳在新家安享天年的老母親是個異常安靜不願打擾他人的長者，入院之初偶爾還能侃侃而談閒話家常，隨著狀況起伏話語愈來愈少，不多的言談中強烈透露她對新家的無限憧憬與期待。新家的裝潢也馬不停蹄按部就班，無非想趕在農曆年前喬遷賀春一新氣象。

意志頑強的老母親一天盼過一天，身體狀況似乎也漸趨維持平靜穩定的跡象，終於，醫師說：如果持續穩定，下週一就能辦理出院。老母親終於盼到了她堅持期待的結果，兒子與媳婦反而憂心忡忡了起來，擔心起母親會不會在未完工的新居了了心願嚥下最後一口氣？於是他們趕緊連絡好安養機構，希望在母親出院回家完成心願後轉送安養機構照護。也不知道藏了什麼玄機的天意讓一切又起了轉折，至今我仍無法參透，這轉折的天意究竟是為誰而安排或想給世人什麼機會，老天是否在憐憫著什麼？

狀似平常穩定的星期一，老母親一切如昔的靜靜躺臥病榻上等待出院的辦理。子媳也許因為家裡的裝潢或可能連絡安養事宜遲未出現，十點多老母親突然抽搐了幾下，慌忙連絡醫師告知情況，醫師當下決定取消出院繼續留院觀察。子媳趕到聞訊雖感錯愕，卻也覺得住院的母親還是在醫院才能獲得最人本的終老，懸掛的心似又寬慰了些。此後，老母親的話更少了，終日得不到她的片語，但是生命徵象卻又感覺回復平穩。內人明白感受老母親頑抗生命的執拗意志，卻無力於讓老母親的圓滿出現一線生機，只能在比丘尼師父駐點的時間請她多弘法開釋，對話中清楚且強烈的表露老母親對死亡的畏懼與心願未了，師父一次又一次的協助開導只能點滴緩慢的卸下老母親的一生執著。

也有護理師建議家屬可以請假回家讓她看看完成心願，醫師卻不敢保證過程中的任何差池；護理師又說不然可以雇請救護車載著阿嬤在新居周圍繞一圈，獨子此刻卻很明智的說這能看到什麼？有什麼意義？媽媽走了以後不就什麼都看到了嗎？確實，意義何在？只是，對此事的睿智清明為何不能轉為對自己執著不悟的破繭而出盡掃陰霾呢？人的主觀才是最大、最不動如山的的執迷不悔啊！

未能如期出院的後二天，大哥為了安撫老母親的遺憾，兩次秀出手機特別拍攝下來給母親看的新居母親臥房和神明廳，卻似乎觸痛了老人家靈魂最深處的不安沒有例外的兩次抽搐情況急轉直下，內人警覺的示意大哥別再如此舉措。不久後，生命徵象開始出現臨終前的微顯徵狀，醫護和我們都直覺終點不過是這二天的事情而已。不料，一天又過一天，老母親卻頑強的抗拒不願撒手直到十天後的臨界。二〇一八年初，在最冷的一波寒流來襲時，老母親選擇在最冷的一夜喀喀兩聲嚥下人生最後的一口呼吸。

對老母親而言，近在咫尺的家竟是一輩子的咫尺天涯！

多少一生罣礙的芸芸眾生如老母親，如獨子，如您我，生命到頭卻終究沒能習得放下自在，缺了心口的針頭如何穿線引針？思緒糾纏，徒奈白了髮空愁。

在職場的一段歲月，有幸參加過無數的告別式場合，內人開玩笑說家裡的毛巾大概一輩子用不完實不為過。到現在我還是很不習慣告別式裡對亡者冗長的歌功頌德，人的一生隨著每一步伐的決定，跨出早已一步步的蓋棺論定，在他已無能為力的最後告別禮中，為什麼不代他表達也許太多說不出口，或自以為理所當然沒有說出的謝意？

民諺說：在世孝順一顆花生，勝過死後祭拜一顆豬頭。再昂貴的黃楠棺木，再奢華的琉璃骨灰罈，神明廳裝潢的像金鑾聖殿，再弄一個鑲金碎鑽的神主牌。不過是在安撫自我作祟的心靈罷了。否則那麼多海葬、樹葬，甚至像我們這種未來可能隨風飄散者，豈不早該陰魂不散的爭奪入住這些豪宅別墅，讓原本居住的「人」早就無一刻安寧了。我們總是堅信，能有長輩在自家房子裡終老是一件最福氣、最幸福不過的事，知道有他們隨時守護著這個房子多教人心安呀！

老母親很善良、老母親的媳婦很婉約孝順，卻仍拋不開傳統窠臼和許多台灣媳婦一樣難能得到婆婆的一句感謝與肯定。該死的一句媳婦熬成婆什麼時候才能煙消雲散，就從你我開始吧，管你是男是女都不能跳脫卸責。別以為二、三年級生之後就能春夢了無痕了，四、五年級的婆婆恐也不惶多讓啊！女人何苦為難女人、媳婦總比女兒還辛苦，也該比女兒讓您心疼。

二、紛亂無序，我哭了，為我的殘虐地球

世界棒球經典賽，嗯，驚點，
名揚國際

終於，全世界棒球迷引頸企盼，每四年才一次，舉世矚目的程度尤甚奧運的二〇一七世界棒球經典賽終於登場了。能夠參賽的棒球強國無不摩拳擦掌積極徵召最頂尖的棒球選手為國參賽，棒壇龍頭美國為了一雪連三屆鎩羽而歸之恥更一口氣徵召了二十八名現役的大聯盟球星，一列排開星光熠熠好不耀眼，毫不保留的向全世界宣示其奪冠的野心與意志。

不讓美國球星專美於前，隸屬各國的大聯盟球星也紛紛表態願為祖國披上戰袍，一場激戰轉眼展開，套句棒球術語：球是圓的，沒有拿下九局下半第三個出局數前，鹿死誰手猶未可知。幸虧某家電視頻道看好收視可期不惜投下鉅資取得經典賽事的所有轉播權利，台灣的棒球迷終於可以放下一顆忐忑的心準備在螢光螢幕前隨同中華隊一起征戰。

棒球，台灣的國球。如果您也經歷過威廉波特的少棒時代，半夜凌晨聚集在全村不到三部電視機前的沸騰吶喊，你當明白什麼叫同仇敵愾？你也會明白，為什麼那麼多人被台灣棒球傷了那麼多次，卻依然難以忘情！還依然永遠期待！曾幾何時披上國家隊的戰袍不再是一種榮耀，卻變成一種深層的負擔。我從不期待旅外的大聯盟球星興奮的果決點頭，因為每四年重演一次的徵召戲碼永遠雷同，支吾其詞、閃爍推諉，最後總是以球團不放行交代良心。

唉！何苦如此……也未免太傷神。那麼多最頂尖耀眼的超級明星，慷慨激昂熱情沸騰的身披祖國戰袍，所屬球團竟一點憂心阻撓都沒有？奇哉！怪哉！上行下效的結果，連羽翼未豐的小聯盟球員也早已視國家如無物。諸如陽岱鋼、郭俊麟、陳冠宇等旅外球星之飛蛾撲火，自投羅網猶興奮不已的異類早已如鳳毛麟角，夫復何求？曾幾何時，台灣的棒壇頹廢走味到如此地步。上樑不正下樑歪，數十年來台灣政治酬庸盤根錯節，早已無所不在的令人顫慄，二〇一七世界棒球經典賽由棒協、中職和企業、球員傾力演出，一場驚心動魄、醜態畢露踐踏台灣的戲碼，堪稱經典永難或忘。

從半夜三更呼朋引伴聚攏在鄰居的庭院，螢光幕前一片振臂高呼人聲鼎沸，奪冠時此起彼落的鞭炮震天價響，瞬間把黑夜化為白天的榮耀似乎滿滿的灑在每一個人的臉上、身上，它是可以同時凝聚千里，海內海外的棒球國魂。到現在偶爾切換頻道看到中職直播賽事，總意興闌珊索然無味的隨即轉台，直到諸如經典賽之類的國際賽事進行時又聚精會神的守在螢光幕前為中華隊加油。

是的！為中華隊加油！每一個人當然都是獨立的個體，但台灣是我們共同擁有的，台灣是我們的。不要單純的將所有罪責全部推給曾經打假球的球員，這些球員罪有應得也都付出比其他罪犯更多更高的懲罰與代價，這是成名伴隨而來環環相扣的所有優弊，容不得任何人擇優捨弊。我常說：認錯不過只需要一點勇氣，改過才真正需要無比的毅力。可惜，這個社會裡總有人死不認錯，太多人不是真心改過。

犯錯的球員如果真心認錯、痛改前非，你能想像他在回歸社會努力向上的過程中需得付出多大的掙扎嗎？放下譴責鞭笞吧，一如聖經所述城門外坐著犯了姦淫披頭散髮的婦人，羞愧的低頭等待眾人以亂石砸死的命運。耶穌對著一群興沖沖握緊石頭自認在伸張正義的群眾說：你們當中誰自認沒有犯過錯的，就做你們想做的吧。是啊！就像現場紛紛放下石頭的群眾，台灣棒壇已經永不錄用了，何必對悔改的人千里追殺，我為曾經犯過錯卻願意勇敢承擔掙扎挺立的你給予無數的喝采與支持，一如我自己曾經的罪與悔一般，上主都知道我們所受的一切，祂從來沒有棄我們而去。捏緊石頭的你呢？何不鬆鬆手，再體會鬆手之後的微妙恩典。

我憐惜不捨郭總抱著病體千里奔波徵詢卻處處碰壁的處境，更為二〇一七世界棒球經典賽的台灣國手感激讚揚。吞下三連敗，四年後的經典賽棒球強國台灣竟得從資格賽打起的恥辱，我毫不留情的批判棒協、中職和某球團及少數球員必須盡數承受。因為你們極其醜陋的把台灣當成你們的角力籌碼，這樣的結果應該沾沾自喜、心滿意足的一如所願了吧，恭喜你們！也恭喜我們向來一人得道萬人昇天，滿手政治分贓酬庸當道的大有為政府。

一人得道雞犬昇天，
無所不在的酬庸當道

經典賽的落幕，並沒有憾動一絲酬庸分贓的體制，更別奢望全面檢討酬庸的遺害弊病。各類賽事層出不窮的黑箱操弄，總得等到事情曝光浮出檯面，再又一次伸出黑手擺平，直到下一次事件發生。酬庸或許是政客擺脫不了的糾纏，既然一開始就攪和這麼多的邪魔歪道，當選後也早該意識到無法貫徹自己的意志，那又何必窮忙瞎攪和。一個失策的體制都可能動搖國本甚至禍延子孫，主事者只一味沉醉享受著呼風喚雨的權力遊戲，說穿了，他不懂，也不管、更不善。

台灣一直有很多很有心的運動好手，網球的小盧、詹氏姐妹、桌球的小蔣、羽球小戴、舉重的淑淨、婞淳……幸虧長期獲得國家和企業的資助，憑藉驚人的毅力苦練逐漸走出漫漫長路，過程的坎坷艱辛與孤寂絕非你我所能想像。他的沮喪、他的榮耀，我們何曾知曉？

雖然不免有少數享盡國家資源又反咬國家一口的選手，更難免有渾身銅臭心裡早已拋棄這塊土地的人物，那又何妨？你我心中自有取捨不是嗎？錯的人擺在錯的位置上，它染黑的不僅是整個系統，更可能是整個系統的人心。長年來中職事件不斷，少數球員沒有學到大聯盟球星對賽事的尊重與專注，學到最多最像的倒是吐痰、刺青和作怪髮型。

別說學不來彭政閔、潘威倫之流的態度，更別談郭泰源、黃平洋、陳義信、謝長亨在球迷心中的份量了，多了太多銅臭卻喪失了挽不回的格局。說到這裡不免要為我們的職籃喝采，或許礙於先天條件和環境的不足，他們也許永遠上不了NBA的最高殿堂，但是他們在國家隊選拔時所展現出的熱血和捨我其誰的拼鬥精神，卻永遠在我心中沸騰。

二〇一六年大聯盟令人屏息的世界冠軍決賽相信會在棒壇流傳久久，不單只是因為跨世紀未奪冠光緒熊和半世紀冠軍荒印弟安人的充滿話題，更因為比賽過程的張力沸騰，高潮迭起與瞬息萬變。雙方教練攻防調度間的機關算盡、老謀深算、爾虞我詐；球星攻守間的氣勢、鬥志、態度與完全釋放的頂尖身手一覽無遺；主播與球評在彈指間播報的分寸拿捏十足憾動人心，無怪乎屢創新高令人咋舌的天價門票早已一掃而空。

一六－一七年的NBA球季更是話題不斷熱爆一整個球季，由杜蘭特棄雷霆就勇士的琵琶別抱引爆一季絢爛，KD和威少從季初的勢如水火，垃圾話猛噴到肢體挑釁的動作連連。直到季終KD不僅一償多年的冠軍戒飢渴如願套上冠軍戒，更一舉勇奪總冠軍賽MVP的殊榮，一雪季初所有加諸個人的毀謗與恩怨情仇。更戲劇化的該是雷霆威少了吧，披掛滿身被人背叛的憤怒上場，又急於展現沒有KD有我足夠的氣勢，一肩扛起雷霆勝敗的結果竟然創下不可思議的神人記錄。在每支球隊例行的八十二場賽事裡，威少竟然拿下四十二次大三元，平均不到二場就奪得一次大三元，單季四十二次大三元不僅打破NBA高懸五十五年的記錄，後人恐怕也只能望球興嘆難項其背了。尤其難能可貴的是他也創下季賽場均的大三元記錄「三十一・六得分」「十・七籃板」「十・四助攻」，更替個人奪下翹首企盼的年度MVP肯定。我想，縱使是鬼才編劇也無法編撰出這樣雷霆萬鈞、步步驚心的劇情，卻又讓人驚嘆連連拍手叫好的結局吧。

相較於MLB和NBA賽季的精彩絕倫劇力萬鈞，季後的補強和季中的七三一交易大限更讓人看得目不暇給甚至目瞪口呆，詭譎多變屢屢跌破專家眼鏡，下手之快狠準完全不亞於球賽的精彩刺激。為什麼他們可以辦到？別再高唱市場經濟那一套！當然你不得不承認市場經濟，但請也別忘了我們也曾歷經萬人空巷的棒球國球和熱血沸騰握拳吶喊的瓊斯杯國際籃賽。多少好手抱著旅外的夢想一生追逐，又有幾個真能站上世界最高殿堂綻放光芒？環境是當前執政者的責任與義務，精英也會被環境打壓成蠢材。

昔日的大學聯考一試定江山，沒有太多的僥倖運氣，或許殘酷了些但卻能大致分明的區隔各校系間的差異。而後一次次能人異士的教改由一次變成二次學測，加上繁星與推甄，又巧立名目在寒暑假搞出許多學習積分，只把學生與家長們攪拌的人仰馬翻、怨聲載道，收穫了什麼？除了積累更多的民怨。百年樹人的教育大計任由我們一任教長一次教改，猶如孫悟空七十二變般的群魔亂舞，把一屆屆的學子當成一批批的實驗白老鼠，莫衷一是變幻莫測是為凸顯自己的能耐？玩弄人民於股掌。

不肖政商勾結的財團高舉包藏禍心的糖衣旗幟，創議廣設私校振興教育遂其圖利一己的野心，咱們明察秋毫的大有為政府立即「順應民意」門戶大開，不僅讓財團為所欲為的強取豪奪各項稅務優惠，更不吝每年撒下大把大把銀子獎勵興學。果然，不出數年，大學招考錄取率達到百分之九十九，放眼全世界恐怕沒有任何一個國家能夠超越這個神鬼記錄吧。飽藏私囊、掏空的豈止是國家的經濟，斲喪的是這個國家的教育根基百年大計呀，無怪乎國際學者膽敢提出未來十年內台灣將不見人才。

早已可以預見的少子化未來，卻腥風血雨的逼迫許多學術名校不得不向下沉淪以求自保，各校使盡渾身解數巧立名目的在精神及金錢上肆虐壓榨。我充分理解多年來，這麼多即將踏出高中的學子和其父母，人為刀俎我為魚肉的無奈與痛心，而私校法的修改依舊靜靜地躺在國會殿堂裡最陰暗的角落，這才是最深沉的悲慟啊！

究竟，

台灣還剩下什麼價值沒有流失，

台灣還有多少時間可以繼續流失，

而你，

卻還能厚顏無恥的繼續頤指氣使，

台灣的選舉像極了小時候大家耳熟能詳的大風吹遊戲，該說明目張膽還是心照不宣呢！只要想盡辦法沾上邊，哪怕結局還沒出爐，眾家魑魅魍魎早已各自覬覦好了想要的位置。從不惦惦屁股的份量只在意座椅的大小，油水的多寡，很多人後天心靈殘缺殊不知自己的臀部早已扭曲畸形實在只適合躺不能坐。

什麼時候開始台灣的大風吹，

劬勞百姓永遠只能，

滾一邊，

還不能涼快去，

因為劬勞百姓只能滾到水深火熱的一邊啊！

前些日子收到來自LINE的一則訊息，一針見血的一語道破海峽兩岸的今昔，很有感慨也諸多無奈，您也聽聽，想想。

十五年前，台灣人覺得大陸的東西好便宜，
十五年後，大陸人覺得台灣的東西好便宜。
十五年前，大陸希望台灣人去大陸花錢，
十五年後，台灣希望大陸人到台灣消費。
十五年前，到大陸做生意怕被大陸人騙，
十五年後，大陸的企業早已遍佈全世界。
十五年前，大陸女性希望嫁台商，
十五年後，台灣女性想嫁大陸富豪。
十五年前，大陸人瘋狂看台灣連續劇，
十五年後，台灣人瘋狂看大陸連續劇。
十五年前，沒在台灣音樂圈紅過的歌手不算紅，
十五年後，沒上過大陸「我是歌手」的不叫歌星。

十五年前，大陸人為了上激勵課程花二小時排隊報名，
十五年後，台灣人為了一份免費早餐在costco前排上三公里。
一個積極進取放眼全世界，
一個不思進取閉門做夜郎。
十五年前，看大陸手機只能打，
十五年後，大陸手機萬能能及時解決所有商業及生活所需電話，
更慘的是，
十五年後，台灣仍迷失在自拍、尋寶、手遊、抓寶可夢當中，
井底之蛙依然相信，天就這麼點大，真是勇敢啊！
能力不足很恐怖，更恐怖的是，能力如此不足，
而井底之蛙的父母卻告訴他的子女：安定，這樣就好。
都不知這井底的水已快要乾了，
只不過區區十五年的光景，兩岸之間的差距已非言語所能比擬，
而這個差距仍持續且快速的在擴大中。
如果台灣依舊這樣內耗與停滯不前，

未來兩岸的遙遠差距，
將是我們不願成真的惡夢啊……
是啊！
這是我所生、所長的地方，所有情感、記憶與靈魂的歸依。
而今，竟殘破到如此不堪，
我慚愧、更羞憤……
台灣，
回不去的，
又豈僅只是物價？

台南的交通真的並不特別異次元

我很陶醉於鄉間生活，山中無甲子卻能清楚知道大約的時間和今夕何夕。

每天阿瑞仔的賣魚廣播告訴你中原標準時間介於九點半到十點間……來喔！買魚的快出來喔！今天的烏鰡真水真大尾，厝邊隔壁相招做伙買一尾。

珍好軒、珍好軒的新鮮麵包出爐了，便宜又好吃，每天準時二點多幫您預備好下午茶的點心。

夏季夙目魚的叫賣迴盪提醒您該是下午五點半快六點了。

柳營蔡瑞安診所的駐診廣播悠揚告訴你今天絕對是禮拜二。

鄧安老先生修理腳踏車的聲音一響，別懷疑，今天是禮拜五絕非星期六。

在這裡，似乎總有著固定旋律的時空膠囊提醒您時間的記憶。我總試著在這些單純的氛圍彌漫中尋找兒時幸福的滋味，但一切似乎已逐漸流逝遙不可及。那麼多不畏刺骨寒風，流著鼻涕彈玻璃珠跳橡皮筋的兒時玩伴早已在汲汲營營的異鄉求生中落腳紮根；廣大的肥美沃土興起了一座座的蘭園、豬寮、雞舍，錯落在田間的忙碌身影由精壯結實而佝僂老邁；昔日錯落的一座座夯土瓦屋忙亂有序的腳步進出早已逐漸凋零，取而代之的卻是緊鄰簇擁的鋼筋水泥挨著一戶戶的老人與空屋。繁榮文明諷刺的掏空了倫理，生活壓力更被迫席捲了殘留的親情，歲月的刻痕毫不留情的在老人家的臉上雕琢整個時代的縮影，一個也不能少的沒有倖存，不會遺漏，遠方紮根的遊子您細細地品嚐了幾回？執政的青天大老爺又真心的為她們規劃了幾回？

台灣的新聞媒體並沒有因為跨年而有所改變，政治小丑、酒駕車禍、逼車肇事、討債吸毒、暴力傷害……永遠滿滿地佔據所有的播報版面，時序進入二〇一八恐怕難逃更多醜態百出負面選舉的狂轟爛炸，做為一個收視者或消費者，實在感受不到偉大NCC的任何監督與作為，在台灣，身為老百姓什麼時候變成這麼悲哀。

好幾年前有次么弟返家，在洗車清潔時不經意拿出一支球棒隨意練習揮擊，原以為酷愛運動的么弟最近喜歡上了棒球，閒聊之下才知道原來是為了擔心遇上行車挑釁暴力相向才預做準備。細聽之下不覺錯愕驚懼，天性良善、熱忱盡職為人師表的么弟竟然也憂懼社會風氣希求自保而出此下策。心情一直不斷下沉的我跟么弟分享了我的想法：更久以前我早已為自己準備了一支球棒，心念無異只單純為了遇上莫名挑釁或蓄意暴力相向時至少別手無寸鐵，至少能拼個你死我活。

但是，那支買來的球棒到目前為止都只是靜靜地擺在置衣間當成裝飾，從來沒有一刻讓它上過車。原因無他，因為這支球棒上了車後遇上糾紛我會更有恃無恐，也許會更惡向膽邊生，也許只要一點委屈或道歉即能求全，全身而退的機會反而弄得兩敗俱傷甚且喪失生命，豈非讓許多事情沒有了轉圜的餘地與空間。到現在，我只要進出置衣間看見那支球棒時，都深慶自己當下煞車做出正確的決定，也逐漸領悟修煉自己才是最好的趨吉避凶。

很欣慰再也沒見過那支球棒出現在么弟的車裡了，事過境遷的諸多年後，也許么弟也會有我此刻的心情吧。如果，您也在車上預備任何可以防身傷人的武器，何不也請您取出藏妥，也許換上一本老么的作品《讓我照顧你》或《點亮微光》在車上能轉換完全不同的情緒也說不定。真的發生糾紛時，禮貌的把書送給對方，當下的暴戾之氣可能也會一陣錯愕失措而有所轉圜吧。當大家都願意收起，放下心中的忐忑時，台灣失去良久的真善美年代就會回來了。

有網友形容台南的交通根本是不同層級的異次元空間，對於這樣的謬讚，身為土生土長台南人的老么真的卻之不恭，愧不敢當，謝謝網友的過譽。交通固然提供迅速便捷且頗具效率的服務，但一上路，任誰都得承擔相對的風險，因為製造風險的您我就隱身在便捷交通的背後，扮演著每一次危險關頭的黑白郎君，台南人恐怕並不特別出類拔萃。

傳承並守護著時代的味道

如我這般年紀的四、五年級生，有幸淺嚐台灣社會粗布薯粥，勤奮知足，熱情互助，同舟共命的起飛年代，而今卻深陷情感試著尋回當年單純又幸福洋溢的滋味無法自拔。一盤臭豆腐聚攏了一個家庭的歡顏綻放，一顆玻璃珠滾動了多少年稚青少，一條串聯著橡皮筋的跳繩盪漾了多少無憂童顏，一個個敲扁了的醬油瓶蓋拍出了多少解不開的童年，隨手撿拾的一塊扁平石頭跳出了多少濃得化不開的青梅竹馬，一個白淨的長條饅頭輕劃腹部包藏著滿滿磨碎的砂糖花生粉，攪拌了一輩子的記憶鄉愁，是故鄉的味道，是時代的味道，也是人生一輩子的濃縮味道。

很開心見到愈來愈多的七、八年級生承繼父執一生的流淌，試著守護傳承這時代的味道，雖然不再隨手可得卻因此讓人更感珍貴，格外珍惜八、九〇年代的台灣，交警像貓捉老鼠般暗處躲藏，再以猝不及防的姿態現身攔截開單。幾次交手後駕駛早已學乖，遇上前方警察攔截，早有會車的駕駛閃燈警示，而被告知的駕駛不是舉手示意就是輕按喇叭感謝，不然也會回以閃燈致意。那幾乎形同駕駛的默契。

所以，如果有任何超速或違規不幸被躲藏的交警攔截逮到時，心裡總可以理所當然的暗譙剛剛跟你擦身而過的無良駕駛沒有盡到通報責任與義務。那個年代「叭」的一聲都是完全的出於善意，也許你的車門沒有關妥，車輛重心傾斜，陷入昏睡滑出車道，也許你超車不當適時提醒警告，總好意的提醒各種你不知道的危險車況。而被「叭」的駕駛也總是充滿謝意的揮手致意，繼續平安的駕駛旅程。

叭的一聲也許尖銳刺耳，卻不能忽略它百分之九十九的善意出發，怒髮衝冠青筋暴露前再深吸一口氣，不是說：平安……是回家唯一的路嗎？沒有任何的傷害會成就單方的平安，而你的平安也能同時保證了另一方的平安，熄熄火，真的沒那麼大不了。

我是個路癡又不擅長於景物記憶，所以每次陪老婆回永和娘家我只有一號路線，稍一岔過我就不知天南地北的惹老婆笑剎了腰。走在永和街頭更是驚聲連連的發現：怎麼新開了那麼多店？咦！這家店什麼時候搬到這邊來了？老婆早已見怪不怪的只對我說：唉！你生錯年代，錯過華佗了。

其實，帶著這樣的無處不驚喜過一生不也挺好？在家鄉開車我都準備好隨時輕按喇叭，不是老么喜歡擾人清夢，而是確保不會有突發狀況的意外發生。鄰里的長輩騎車時戴的絕對不是安全帽，而是來自各家廟宇提供的帽子，不是祈求神明護體而是他們覺得戴安全帽不勝其煩，地方派出所的員警實在無奈，以前的貓捉老鼠竟成了貓躲老鼠的現代版。開單！是啊開單！只怕盧了半天單還在半空飛……神明護體的長輩們從巷弄間出來很少先探頭探腦禮讓來車的，什麼幹道支道長輩們通通不知道，只要他走的就是王道。騎機車決不走機車道，好吧，你要當成重機來騎汽車道也無防，但他們偏偏騎在兩方來車的黃線邊，讓你想超車都哭笑不得該用哪個車道超車？有一次又碰上騎機車戴斗笠的嬤嬤，時速三十緊貼著車道中間的黃線行駛，老么被迫在後面保持距離緩緩跟隨，實在不敢冒險開到對向車道超車，直到受不了了輕按兩聲喇叭，嘿嘿……渾然入定老僧般的充耳不聞，依然故我的自在頭也不回。

這真的是少見的賴皮了，又輕按了兩聲叭叭，前方終於有動靜了。機車漸漸的靠右切回機車道，與此同時「她」迅速別過頭來一臉不悅的想搞清楚車內是哪一個沒禮貌的傢伙。側臉輪廓映入眼簾時，我竟嚇的倏地低頭掩面揚長而去，活像做錯了事的小孩，因為她就住在媽媽對面幾乎每天都得碰面，我總習慣幫他們一起丟垃圾，我竟然沒有認出層層包裹下的身影。而她和她的先生都是「中央大道」的騎乘者。

每每回想此事總很懊惱自己的不夠機智，如果當時趕快搖下車窗喊一聲阿桑，我想就所謂賓主盡歡了，幸虧沒被她認出來。所以，您說這是誰嚇誰？誰該驚心動魄啊？建議您，驅車進入鄉鎮鄰里時遠遠地輕按喇叭，別靠近再按引起不必要的驚嚇；接近巷弄前，轉彎處記得輕按喇叭，隨時自保也保護他人。鄉野間多的是身懷免死金牌的長輩與小孩，我們既沒能擁有尚方寶劍，更得隨時提醒自己別當冒失鬼，想想連波麗士大人為了開張未戴安全帽罰單都選擇趨吉避凶，敬鬼神而遠之了，稍一擦撞困擾良多啊！

這辛苦，善良的一代已日漸凋零，正當該飴養天年的日暮子女們卻都得負笈他鄉為五斗米折腰。村裡多的是老人與小孩，電動機車、電動腳踏車、電動輪椅到處趴趴走。他們不習慣轉彎打方向燈或者伸手警示，也常頭也不回令人猝不及防的左轉右彎。因為他們成長於缺乏受教的年代，不懂也無視於零碎的宣導，身邊更缺乏即時，有力的叮嚀。但他們一生不吝分享，分享他們的農作、稻米、蔬果、禽畜，分享他們的農耕和生活睿智。如果能夠，可不可以定期返鄉省親陪伴；如果能夠，是不是可以每天至少一通電話叮囑關心。多喝開水、按時服藥、行車靠邊、戴上安全帽，還有身為兒女的思念。

世故認份的老人家不再敢有什麼期望，
無非是多一點陪伴與聊天，
在他們還認得兒女的時刻，
時代虧欠他們的是否能由我們來補足，

不同的世代，同樣的喇叭聲，
九九％的善意發聲何必做太多的扭曲解讀。

司馬庫斯偶遇許久不見的簡單幸福

二〇一七年四月，終於踏上司馬庫斯的圓夢之旅。足跡早已遍及台灣許多大小角落，甚至尋幽探勝一遍一遍也不厭倦，連隱密山林鮮見足跡的野溪名湯都不放過，就算大陸山川都幸運的轉悠了三個年頭。而司馬庫斯，一個十餘年前興起的念頭竟然可以被擱置難以計數的歲月，何其荒謬且不可思議！而我，都在台灣，一直都在！而這，竟也是我！人的面相、思維、行動實在變幻莫測無比奧妙。

親近司馬庫斯的路顯然一直沒有改善過，也許正因如此，司馬庫斯才能一直在世人眼中保有那層永不褪色的神祕面紗吧，也許祂該當理所當然的繼續保持現狀。殘破、狹隘、蜿蜒的路徑，狹路相逢時巧遇開著賓士名車的年輕富二代，放著身後不到十米處寬闊的會車空間不退，竟一股勁地揮手要毫無轉圜餘地的我們倒車，我理都懶得理的比比他車後的空間示意他簡單倒車。卻見一台賓士名車左凸右拐的前進後退搞的窘迫不堪，全車的人在車內忍悛不住的差點笑岔了氣，換成平常車裡早有人下車幫他輕鬆搞定，但是碰上這種開名車泡著妞的浮誇富二代實在是誰也不想招惹不必要的麻煩，反正他們家窮得只剩下錢別惱羞成怒氣煞自己就好。

行進間還是無法避免的偶爾見到幾處崩塌，三三兩兩的工人正悠閒的算是在施工吧，特別的地方符合這樣特別的工作節奏，好像是這樣吧。一處轉彎的路旁山坡散落著遭人傾倒的廢土、垃圾，顯然這些人也不曾遺忘司馬庫斯雨露均霑的普降甘霖啊，但這些並沒有降低我對司馬庫斯一親芳澤的熱切。

么弟說這趟司馬庫斯的行前訂房過程坎坷，連撥三天不下數十通的電話無人接聽聞問，心中七上八下忐忑的第三天下午終於有人拿起了話筒，房間還有的是啦，這幾天我們到山裡打獵去了，沒有人啦。

六間房沒問題，沒問題，歡迎你們。充滿原住民風格的行事和對話，讓人不得不放緩習慣的節奏，從行動到思緒都要完全的司馬庫斯，讓我們這群本來就很隨性停駐的訪客更如魚得水。說真的，在走過的千百景點中司馬庫斯其實並不特別秀美幽靜，但是祂不多的人工建築反而讓人有世外桃源的感慨。據說部落裡對觀光的開放與否目前兩派正僵持不下沒有定論，但上坡不遠的停車場處卻已闢建一些新的建築，我知道我確實來晚了，如果十餘年前就來拜訪司馬庫斯一定更讓自己徜徉陶醉不時夢裡神遊吧。

我喜歡，非常喜歡司馬庫斯的巨木步道，沿途林蔭遮掩沒有日曬餘慮，路途夠長坡度卻極緩不需仰攻下切，算是全適齡的難得悠閒步道。開放的巨木區剛好聚成一圈半小時腳力的小圓，每株巨木精神抖擻生趣盎然，神態自成一格的各異其趣，讓人沉醉不覺流連忘返。偶有涓涓溪流清澈甘冽，你可以掬一把沁涼抹在臉龐，束在髮梢，也可以縱情浸淫體驗一回從腳到頭的透心涼。明池、棲蘭也是台灣少見的淨土，和這裡有些感受上的彷彿，可惜保護太過多了點匠氣。我想，我會再回司馬庫斯吧，只要祂的建築不要再持續累積。

短短兩天，一群人幾乎踏遍了司馬庫斯開放能走的空間，習慣席地簡單炊具的我們也用盡量環保的方式狼吞虎嚥卻不失對司馬庫斯的禮敬，內人更帶著一雙疲軟微跛的步伐心滿意足的告別了司馬庫斯。不管是不是旅遊，我早已習慣在山林間開著慢車沿途欣賞大自然的鬼斧神工與處處驚奇，但是這樣的習慣顯然不適用在往返台東的台九和蘇花之間，尤其蘇花公路這樣的悠遊只會讓自己更險象環生，疾馳的死神貨車每每毫不猶豫的超車呼嘯讓人膽戰心驚餘悸猶存。

告別司馬庫斯不算短的蜿蜒山路，我有幸再次體會了失去許久的簡單幸福，前後三次遇見了搭載竹林的小型貨車，卻無一例外的在適當時機閃爍右轉燈號靠右緩行示意我們安全超越，幸福的禮讓一時之間竟讓自己忍不住情緒沸騰久久無法自己。我「叭」的一聲表達謝意，又忍不住的高舉伸出窗外的左手為他豎起大拇指，希望這樣的幸福能在這裡持續不斷的流傳下去。雖然這不是沒有經歷過的案例，自己也時常做這樣的禮讓後車的舉動，只是，在同樣的一段路上遇見的每一部車都這般行徑實在是絕無僅有，格外的教人刻骨銘心。這塊土地生活的人們依舊保持難得的淳樸、良善、幽默總教人在夢裡魂縈牽掛，就這樣約定我們的再次聚首，不會又在十年以後了，我相信。

如今，我還保有記憶中僅有的最後一絲味道——理髮，連老婆大人都不免替我擔心僅存的記憶快沒了。我的頭髮，唸大學前父親是我們的御用美髮師，上大學後村里的古董理髮店夫婦是我唯一接觸的師傅。也許是承襲來自父親相同的味道，剪髮、洗頭、修面缺一不可，更重要的是那份熟稔，自在與閒話家常，還有老闆娘那一份外人看來不可思議的荒誕隨興吧。她會理髮剪到一半時將梳子插在你頭上，逕自走到門外買菜、買魚或買肉；當你斜躺刮鬍子的同時，她會在你眼前揮舞著刮鬍刀興高采烈的跟等待的客人激動的閒聊比手畫腳；當有外地的遊客好奇她們可能全省僅存的鵝絨耳扒子時，她會毫不猶豫棄你而去滔滔不絕的為顧客做專業解說。種種強烈矛盾的衝擊卻似一股無法抹滅的味道，曾有一次，唯一的一次，嘗試在其他任何地方理髮，卻發現在踏進陌生的店面時，心中竟有萬般的惶恐與躊躇不前，那次之後我澈底放棄，也澈底臣服歸順了。

如今，七十九歲的老闆早已佝僂著背、老態龍鍾的步伐襤褸，任誰也不忍心執起他顫抖的手為你執業。清瘦不高的老闆娘也七十五有餘，而她，是我唯一僅存記憶之所繫，失去了她的比手畫腳、口沫橫飛，也將帶走我僅存的幸福記憶。

而這一切終將逝去，

空留回憶。

誰在乎你聲嘶力竭，
幸福只在須臾彈指間

二〇一六霸王寒流記憶猶新之際，二〇一八農曆年前的歲初即遭逢幾十年來歷時最久的急凍寒流，猝死的幾百條生命還是只值三秒不到的跑馬燈一閃即逝，各家新聞媒體早已擺開陣仗就怕掛一漏萬的沒能在第一時間搶拍任何角落的飄雪畫面。而民眾依然難以自拔的隨媒體起舞摩拳擦掌蜂湧追逐，是真的那麼癡愛雪景？或只是沒有靈魂的隨波逐流？一天少吃一碗關東煮、一塊炸雞排、一杯珍奶。湊合著一年換你北疆禾木村的盈盈積雪，管你要坐、要躺、要臥，就怕雪景美得讓你嗨不起來，美得讓你窒息說不出話。媒體深陷收視率的荷爾蒙衝鋒陷陣的無畏追雪，卻吝於涓絲的送暖報導醫院鏡頭，長期在荼毒這片土地，不斷不斷地洗腦讓我們劃地自限，真的是溫水煮青蛙還喊著痛快舒服啊！

那麼浩瀚的地，誰阻止你去盡情追逐？

累了，憩會兒，再繼續。

舉目無邊的穹蒼，誰禁止你去忘情攀登？

倦了、喘口氣，續攻頂。

正當眾人陷於一片狂熱逐雪的浪濤中，上天竟然以破紀錄，前所未見的二十四小時內六十餘次的地震來棒喝警醒世人卻絲毫未見警惕。二〇一八年二月六日深夜，不堪回首的畫面再次重演，花蓮的統帥、雲翠、漂亮旅店一夕傾倒，一味逐雪的SNG再次從兩年前的台南維冠傾巢而出飛奔花蓮，又是農曆春節前鮮明的烙印○二○六。震驚全球的強震大樓頹傾畫面不待播出，各縣市救災人員早已火速齊聚災區捲袖投入，淒風苦雨中各方物資不斷湧入，數以千計惶惶有家歸不得的災民瑟縮在臨時安置的空間。災難的第一時間，第一現場正足以檢驗縣市首長和縣市團隊的用心良窳，精於口水善於權謀者一時間醜態畢露的東藏西躲、高下立判。

長期稱霸花蓮政壇，數十年無人能出其右的政治世家，幾經翻來覆去的藍天綠地始終屹立不搖的後山之王，甚至夫滿妻繼的無人撼動，卻始終無法給予花蓮人一條安全回家的路。不怨藍天，只怪綠地，始終如一口惠而實不至的鞏固其政治權柄。待善後告一段落時恐將立現其齜牙裂嘴，卸責諉過的長袖善舞本色，這是台灣多數地方父母官屢見不鮮的嘴臉，絕對多數的台灣善良民意早已見怪不怪。

令人不解的是，事發後率先跳出來慷慨解囊拋磚引玉的竟然都是綠營的縣市首長和民意代表，危難時的藍營陣容卻是噤若寒蟬的鴉雀無聲瞬間急凍，怪哉！事發當下又出現急於搶攻畫面腦袋浸水的所謂環保人士，譏諷強震事件肇因於傳言政府意欲重啟核二之舉，正所謂天譴台灣。參雜極少數個人恩怨的網紅噬血的任意抨擊，和二年前維冠事件如出一轍，詛咒台灣的還是少數絕無僅有，出類拔萃的台灣人。相較於在風雨中的深夜拎著兩箱泡麵到現場慰勞救難人員的拾荒老婦，該是何等汗顏與令人不齒。實在不願，更不忍對台灣悲慘的人禍天災多所著墨，因為每提起一次就心痛一回，衷心祝願天佑台灣，天佑生活在台灣這塊土地的人們，無分貧賤、不分膚色、不論存心。

在台灣，災難似乎變成唯一檢視，印證地方首長的可憐依據。在災難當下的頃刻須臾，有的首長殫精竭慮，絞盡腦汁的思索人命關天，控制災情，將傷害降到最低；也有首長處心積慮，想方設法的構思如何在媒體面前表現得體四平八穩，替政治生命設下停損。政治人物最為人詬病卻屢試不爽的就是在第一時間比擬前朝或援引前例，其目的不外乎攪亂一池春水模糊焦點盡展其爭功諉過之本領。殊不知不同的時空背景，迥異的複雜肇因豈是單純比較就能文過飾非；殊不知可議的心態行徑只會讓自己的面具層層剝落露出原來的猙獰。細細尋軌從維冠到雲翠，顯而易見執政當局在救災的指揮，動員不僅迅速且充滿效率；各縣市救難人員也更嫻熟默契十足，有條不紊的與黃金時間搏命競賽；民間自發的後勤支援更能在不影響救災的情況下同時進駐，提供救災人員最強而有力的後盾。

沉默而良善的台灣人多年來選擇只看見人性光明的一面，但請別以為大家都忽視那些狗屁倒灶的言行勾當，我總覺得在災難時刻居心叵測，無中生有的傷口撒鹽才是惡中之惡。在地方父母官捉襟見肘，進退失據的鐵青時刻，如果能容忍老么說句幸災樂禍的話，那就是，幸虧災難發生在攸關這些大人物的選舉時刻，或許災民們反而能因此獲得較為妥切的照護，該是不幸中之大幸嗎？痛到無言。此刻，如果敵對陣營或同陣營卻不同派系者以為見獵心喜，奉勸你們，哀矜勿喜。

手無寸鐵的芸芸眾生，一介草民一如老么，生活細瑣早已被紅橙藍綠狂轟猛炸尋不得一處安寧，卻只能如伏流般靜靜地扮演永遠的在野。每每感念儉樸親民的蔣經國，毫不矯揉造作的凡事躬親、身先士卒；最沒有聲音的副總統嚴家淦，恰如其分的臨深履薄；兩袖清風的孫運璿，獨留一身孑然的可敬風骨；經濟長才俞國華，隻眼獨具迄今仍讓台灣獨領風騷；疾行如風趙耀東，只問是非不問藍綠的雷厲風行。當然還有很多杜聰明，蔣渭水等民主精銳，為這片土地撒下自由民主的種籽，可這些怎麼都愈離愈遠。

誰還記得，

爾俸爾祿、民膏民脂，

為民父母、莫不仁慈，
下民易虐、上天難欺，
下民果真易虐？
上天豈能好欺？
徒感慨，
知我者謂我心憂，
不知我者，謂我何求，
心憂，
何求，
不過是一個簡單不過的太平天國。

我哭了，為我的殘虐地球

童年，狀似遙遠，轉眼又像只在須臾彈指之間。兒時的八掌溪水質清澈見底，水流頗為湍急，每每成為兒時成群結伴消暑的樂園，即便沒有山洪暴漲仍得小心親近。依稀記得小五時的朝會，同班同學還曾上台接受表揚，因為他在八掌溪一次救回了兩條差點溺斃的生命，長不大的個頭卻有驚天義舉好生教人敬羨，也可以想見當年八掌溪的豐沛水量。溪岸兩旁綿延一望無際的瓜田，剛好滿足了我們溽暑口渴下頑劣的行徑，總是一群小鬼選定一顆抱不動的大西瓜施以亂掌劈砍大塊朵頤，然後像驚弓之鳥般做賊心虛的鳥獸散，十足印證人心脆弱的犯罪快感。

成熟的西瓜總一座一座像山一般的堆疊在道路兩旁，畫面清晰歷歷在目。溪旁石灰夾雜石塊的崎嶇道路兩旁種滿了高大挺直的木麻黃，儼然成為我們村莊抵禦八掌溪風沙的保護神，數十年如一日的不言不語默默守護。直到村落文明了，柏油路面取代了，人類自以為足以駕馭大自然了，一夕之間全村的木麻黃一棵不留，在舉家因教會需求暫別十年遷回時，這一切的點點滴滴純然只剩下記憶再無其他，更不知道跟後代從何說起。

誰知道哪裡的濫墾濫伐日夜侵蝕著八掌溪？誰知道很長一段時間明目張膽的抽沙行徑，為所欲為的讓十幾噸重的砂石車呼嘯在村落道路如入無人之地？我只知道滿目瘡痍的八掌溪已經毫無招架之力的躺了幾十年，任由芒草橫生肆虐，任由河道淤積污染，任由堤岸逐年加高，再蓄積生命餘燼伺機給予人類重重一擊。扼殺了木麻黃守護神的堅強屏障，村落也年復一年的承受著應有的惡果，迫使家家戶戶總得在漫長的冬季緊閉門戶，以減少強襲進屋的風沙，每到冬季我總特別想念這群失去的木麻黃。如果他們還在，現在該有多壯碩，該能依偎他們更多。常常，人類在流失最簡單的幸福背後，往往得付出最昂貴，慘痛的傷害為代價，屢試不爽卻也屢勸不聽的一意孤行。

二〇一七的冬季有好幾天，早已超過八點的早晨，眼前觸目所及竟是一片灰濛濛的世界，雖不至伸手不見五指的誇張，但放眼望去實在教人不寒而慄。上窮碧落下黃泉鋪天蓋地的層層霾害就像披掛著天使斗蓬的撒旦，可怕至極！你怎麼能不接觸、不吸入？終日把自己軟禁在房子裡就能避過不接觸不吸入？荒唐！國、高中六年的光陰，每天總例行公事般的跨上腳踏車遠征單程六公里的上放學旅程，冬季常得頂著寒風薄霧逆風而行，輕觸眉睫立即化為陣陣沁涼冷冽、無比清新，這是上天最豐碩的賜予，地球最無私的吐納。

稻穀豐收後連殘存的一點稻草都要物盡其用的引火燃燒，無謂的浩浩野火令人窒息畏懼，甚至經常失控無端衍生意外祝融；漫漫黑煙隨風四竄幾多交通事故無妄遭殃，換來的能有幾斤灰燼作肥，對大地的回饋與戕害孰重孰輕何需贅言。隨著環保意識的抬頭和不斷宣導，連莊稼農夫都不得不從善如流改變耕作方式，向來習慣直指他人顏面的團體是否也改變了什麼？

您發現了嗎？曾幾何時，這塊土地世代沿襲敬祖祭天的初一十五早已悄悄變了調，埋首祭天的信女善男卻絲毫未察或知而無感，直衝雲宵天際的廟宇香爐早化為滾滾黑煙。君不見，焚化敬天的煙早已由白染黑，諸天神佛恐怕早已薰黑了臉、翻白了眼，氣昏了頭閉口不言……獲利的還不是兩面操作表裡不一的黑心商人。

胼手胝足的百姓最容易順服於法令下不得不改，

但掐住這善良百姓脖子的雙手卻愈勒愈緊，

當局者卻常恰如其分的稱職扮演著幫兇的角色，

是當局者迷？

還是有人魚幫水，水幫魚的一起混水摸魚？

沒有人聽見地球的哀鳴啜泣，

沒有人看見地球早已衣衫襤褸，

地球又怎會憐惜祂鋪天蓋地的反擊。

附錄一

借花獻佛的老么懶人運動

自己的健康自己負責

在一次參加彌撒禮拜，翻閱聖詠歌本的無意間發現一張泛黃的小紙條，顯然年代久遠。很漂亮的藝術字體寫著這麼幾句話：

人生道上，友情途中，
不訝異過盡千帆皆不是，
不迷失留戀燈火闌珊處，
只要，
太極融和，一心璀璨，
賓主盡歡，誰曰不宜。
蠻有意思的，不是嗎？

隨著文明的大步邁進，不僅實現太多的不可能，更將許多未來的不可能轉化為一種可能的期待與興奮。有人砸了大錢急凍保鮮自己的大體期待復生，有人所費不貲預約了火星之旅，誰管它是不是有去無回。一方面窮盡國力精進科技，一方面也不遺餘力的玷污地球，人類就在這樣的矛盾中夾縫生存。藉由環境、食安的變異，加上人類自律的失控受誘，透過物種間的交叉感染，病毒變種日新月異張牙舞爪的挑戰文明的醫療科技。桃莉複製羊早已不是鮮事，完美的基因排序人工動物也已問世，如果有一天，你可以複製一個一模一樣的自己永不凋零，你會嘗試？如果有一天運用醫療科技確定你能成為小彭祖活到一百八，你又將如何取捨？幸福的你千萬不要隨意脫口而出：誰沒年輕過？那表示你真的還沒體認能健康呼吸已然是一種幸福。是的，有太多太多的生命還來不及長大、來不及璀璨就早早隕歿，除了珍惜擁有，把握當下還有什麼是更重要的當務之急。

年輕時，我也擁有在球場永遠發洩不完的體力；也幸運的在酒酣耳熱的觥籌交錯間遍嘗人間美食；更能每天定時的蹲坐馬桶面紅耳赤的撇條，望著又粗又長的勝利品引以自豪。曾幾何時，時光荏苒廉頗老矣時不我予，籃球場跑動不到十分鐘早已豎立白旗，撇個小條非得殘留兩滴，上個大號輕鬆寫意卻鬆散疲軟潰不成軍。這就是長年窩在冷氣房辦公卻疏於運動應得的結果，怪誰？還能賴誰？當然怪自己。

激烈的運動這把老骨頭早已玩不起，看著電視畫面一群戴著口罩的馬拉松參賽者更是敬謝不敏，烏煙瘴氣的環境讓運動變成危機四伏，思來想去總得找到適合自己的懶人運動法才行，尤其老么的照服工作受限於環境空間，勢必得費一番思量尋求因應對策。偶然間進出書房瞥見那本買了好久的寶貝：李鳳山平甩功，慌忙再度瀏覽翻閱，才發現自己在書裡劃了好些重點，也曾經一度嘗試卻了無恆心的無疾而終。

試著靜下心來再次細讀李師父完整且不藏私的平甩功敘述，發現樸實無華的平甩功既符合老么這樣的懶人，更為老么解決了狹窄照服環境空間的難題。既然找到這麼簡單懶人限定又完全不拘空間的健身方式，那我還有什麼理由不鞭策督促自己一次呢？每次三十分鐘的甩動中，自己都明顯出現非常規律的感官現象，也確實改善了大號的形狀還有筋骨的鬆軟舒展感覺。

我相信有太多人和老么一樣，想運動健身卻又有太多藉口不能持之以恆，不拘時地的平甩功可以幫你堵塞所有的藉口，老么樂意借花獻佛的分享給您，一起懶懶地甩向健康。為了忠實呈現李師父平甩功的精義，老么一字不漏的擷取書中的動作說明及練習原則避免誤導失真，如果您願意嘗試還請您購買李師父平甩功一書細細閱讀為宜。

推薦李鳳山師父的平甩功

平甩功的鍛鍊動作簡單平易到連三歲孩童都能輕易明瞭精準到位，動作說明如下：

一、雙腳與肩同寬，平行站立。
二、雙手舉至胸前，與地面平行，掌心朝下。
三、兩手前後自然甩動，保持輕鬆，不要刻意用力。
四、甩到第五下時，稍微屈膝一蹲，輕鬆的彈兩下。

平甩功的動作就只是這麼簡單輕鬆的規律重複，效果自然顯現。練習原則如下：

一、一開始就要培養一種心境：不取巧、不求快、不貪功。
二、腳踏實地，呼吸自然。
三、雙手在前面始終擺平，微微舒指，高度不過肩。
四、身形中正，左右平衡。

五、蹲的時候，保持膝蓋彈性，視個人放鬆狀況，可高蹲亦可低蹲。
六、速度和緩，保持規律。
七、每回至少甩十分鐘（約五百下），一日甩三回。若能一次持續甩到三十分鐘以上，效果更好。
八、練完之後，慢慢喝杯溫開水，更有助氣血循環，氣機穩定。

書中有詳細提及剛開始練習平甩功可能會出現所謂「五感」的排毒效應感受：痠、痛、痲、癢、脹。會出現這不同的五感效應，通常來自於每個不同的個體長時間累積的身體徵狀，在此就不多贅言建議您詳閱書中所述親身體會。其實到現在老么還是懶得沒能每天練習，更別說一天三次了，但只要想到，只要覺得脖子、肩膀酸緊或排便不成條，我總會趕快讓自己連續幾天練習，一次練習足夠的三十分鐘。不過，一天通常只練習一次了事。所以，老么到現在練習的時候每次出現的感受都完全一樣，沒能讓自己更精進修復身體的各部機能，這是很慚愧，很挫敗的地方。

平甩功的練習非常規律，一、二、三、四、五蹲，一、二、三、四、五蹲……規律到可能讓人覺得乏味枯燥。如果在家裡，我習慣邊看自己喜歡的節目邊練習，兩次廣告的過程你會發現三十分鐘很快就過去了。如果在病房或其他地方，我會利用練習時一、二、三、四的節奏感謝我的信仰或親人朋友。譬如：謝謝耶穌、謝謝瑪利亞、謝謝爸爸、謝謝媽媽、謝謝老婆。透過一二三四的甩動一遍遍的訴說自己的感謝。每位感謝十次，感謝完所有家族成員大概也近三十分鐘了。如果您心有掛念，更可以用此禱告，為媽媽祈禱、為二姐祈禱。讓運動變得更恬適、更具有意義，時間晃眼即過怎麼會無聊呢？相信您一定有比老么更適合的方式進行練習，但，請您一定要比老么持之以恆，別三天打魚兩天曬網的真的很丟臉，這麼輕鬆簡單維繫健康的方式都做不到。

每次練習平甩功我想每個人都會產生不同的感受效應吧，通常甩動五分鐘左右我會感覺十根腳指頭開始出現微微的針刺感，很細微但能明顯感覺得到。十分鐘以後我會開始排氣放屁，所以練習平甩功時千萬不能有人在我背後以免未蒙其利先受其害。過了十分鐘後雙腳腳底異常火熱，所以在家裡或適合的場所時我習慣赤腳練習，甚至常常腳底熱的都要幾次挪動位置，我也不曉得這麼做適不適切。也許是老么的體質特別容易汗水淋漓吧，若在夏季做完三十分鐘通常會全身佈滿汗珠，冬季做完額頭身體都還會隱約滲汗呢。對我而言，這是最方便不拘時地、不論時間短長都可以進行的養身練習，而且我明顯感覺自己的效應。

除了平甩功，老么會在侷限的空間裡隨時踮著腳尖站立或行走，也會雙腳輪流練習金雞獨立的站法，只是沒有一樣值得稱許能夠分享心得的，只是興之所到就讓自己隨時練練、隨處練習，沒能持恆的練功，連羡慕別人健康的權利都沒有。

在這個連呼吸都會耗損健康的環境，早已避無可避。舉凡空氣、用水、外食、生活壓力還有極易被左右影響的情緒，現代人其實無時無刻都應該先學會維繫自己的健康。老么一輩子在鄉村長大、生活，心裡清楚什麼是自然有機的水果、蔬菜。不是不相信有機，尤其近來很多青年、企業紛紛投入有機栽培值得給予支持與鼓勵。但是被太多黑心商人的殘害猶歷歷在目、心有餘悸，形同虛設的國家監督功能和諷刺的安全標章根本一丘之貉、沆瀣一氣，何能求得心安。勉強鞭策自己務必尋求且學習自我保護的活動機能，因為每個人的健康影響所及都不單單只是單一個體，付出健康代價的背後恐怕得用更多人的健康代價來照顧、來延續。

生活、休閒、歷練、成功、失敗、風霜，

彎腰，

不正為了下一次的昂首。

附錄二　吞不下嚥的台灣社會大小事

台灣政壇、比帥、比蠢、比荒唐

偶爾不經意的切換到新聞頻道，總覺得有些台灣的政治人物很戲劇，似乎深受台灣八點大戲的荼毒。為了部長的一句話，我還刻意去搜尋宋仲基何許人也，自己真它媽八卦夠了。原來台灣的未來即將走向公務人員比帥，競美的選拔，早知如此就該強力建議今年考上中醫的姪女無論如何都要改走醫美路線才是。如果以咱們大鵬的標準，連我這般模樣的鳥人都可以幹幹行政院長了，其他那麼多的帥哥美女們更該志向遠大的競逐美德英俄和奪回祖國的的政權才是，最好一舉拿下聯合國，號令天下看看誰敢不從。

一個士兵能誤觸按鈕發射實彈，精準的命中自己的漁船，斬首自己同胞的性命於千里之外，神準連精心策劃的年度大戲漢光演習都自嘆弗如；吊掛實彈英姿颯颯我武威揚的戰機升空，導彈竟然可以自主的選擇自由落體墜海輕生；那麼重要的空軍基地，毒品竟然可以隨手俯拾，豈不羨煞高牆圍籬的眾生毒蟲。我合理懷疑這是居心叵測的另類募兵廣告，卻似乎沒有吸引太多起心動念的毒蟲報名，會不會他們道高一尺魔高一丈的早已瞭若指掌洞悉陷阱，才能趨吉避凶的沒有自投羅網。

否則怎麼到最後又是雷聲大雨點小的不了了之，這麼重要的飛官基地，這麼可怕的刻意攤現在陽光底下，其結果又是官僚用語「恐為有心人士刻意之權利操弄」草草劃下句點，這是我們賴以保家衛國的國防。沒有人拒絕政治人物的幽默，但時地不對的幽默只會更加凸顯個人的自負、失格，自我感覺良好的背後卻隱藏著眾多升斗小民的焦慮與憂愁。

小時候隨處可見的保密防諜，其結果是小老百姓什麼都不知根本無密可洩，倒是咱們的帥哥部長意氣風發高談闊論的自洩機密，校級軍官大方拍攝大鵬手諭昭告天下以示天威，連咱們帝國軍機處的碎紙公文都能外流彼岸。這該不會又在搞諜對諜的羅生門，故意洩露假機密讓對岸誤判形勢吧。如果募兵不足，怎麼還能溢流這麼多替代役去煎鍋貼，去超商吹冷氣，去企業實習還得讓政府倒貼補助「回饋」企業，我這小小腦袋瓜快被這個政府蹂躪得神經錯亂了。軍官不足竟然意想天開的以短期受訓讓士官快速補足缺額，你這不是揠苗助長澈底打臉軍官的養成教育嗎？挖肉補瘡，敷衍速成的交代心態昭然若揭。

苛政猛於虎，謬政更陷國家人民於水火，朝令有誤真的夕改又何妨，多年來募兵都募到了什麼兵？所謂的軍紀早已蕩然無存，早已淪為百姓茶餘飯後的笑柄，真的還有人信賴如今的台灣國防？募兵行不通，徵兵就永遠回不了頭？為了什麼？還不是擔心選票流失，政權旁落，失去大位。是啊！一味的追逐權柄緊抓大位，卻不惜冒著讓二千三百萬人民失去國家的風險，真的可敬！可佩！何其可悲啊！

氣象播報才得知剛剛形成的颱風，隔天菜價自動先漲一成，颱風逼近再漲一成，颱風來襲更無需多言天菜天價，毫不例外的經年累月重複上演著。好笑的是颱風沒來菜價也不見得回落，任由宰割的消費者永遠只能無語問蒼天。把關的執政當局不積極尋思拿出相關的對應政策，沒有充裕的人力進行市場抽測確保人民健康，卻行有餘力地神來一筆要放寬蔬菜的農業殘留標準，而其源頭竟是來自農業供應商提出的要求。對國人的健康置若罔聞，這些官員服務的究竟是人民還是廠商？是想把民眾逼入絕境，還是要將農民推進火坑？美日禁用的氟派瑞，歐盟的茶葉限制需低於〇・〇五PPM，台灣竟想獨步全球放寬到歐盟一百二十倍的六PPM，為什麼總不能在第一時間遏止，非得要鬧得沸沸揚揚全民公敵時才出面喊停。

一堆令人百思不解的稅賦貪得無厭的不斷往上堆疊調升，買土地、蓋房子誰不用付出幾十年的勞力成本再上繳雜七雜八瑣瑣碎碎的稅賦，卻還要承受每年無止境任由擺佈調高的土地稅、房屋稅。與其私有得相對付出比國有還沉重的負擔，倒不如請政府市價買回讓百姓按月租賃，由國家來壟斷既不用擔心年輕人買不起房，更不用擔心住者無其屋衍生太多的社會問題。還有多少像過去行、駕照得按期更換層出不窮巧立名目，巧取豪奪的稅賦存在，行行好改個名稱吧！在稅賦上予取予求的政府當然不用像民營企業般講究效率、追求獲利，舉債再多更有何懼？大筆一揮立法三讀，百億千億還不手到擒來。我們可不可以拒絕一再供養一群只拉屎不下蛋的官員，把這些不食人間煙火的官員打回老百姓原形，只留下一批每日執行市場檢測專門揪出害蟲的基層公務。談到你們，真的比看連續劇還累、還噁、還肝腸寸斷。

尼莎颱風不長眼的吹垮和平電塔，掀起台灣年年夏季限電的緊箍咒。公家部門黔驢技窮的祭出酷夏正午二個小時的節電鐵腕，萬千公務人員怨聲載道哀鴻遍野，洽公民眾汗流浹背苦不堪言，除了冷眼旁觀外竟然沒有獲得一丁點的肯定認同。公務人員徒然成了活受罪的祭品，倘若有人因此衍生意外，不論是公務人員或洽公民眾是否能申請國賠？而獲得國賠後大家都能了無歉意，不生遺憾？我不敢苛責政策的良窳，但實際效果與所獲得的回饋顯然太不成比例，這樣就江郎才盡束手無策了嗎？教育的崩敗延伸更多更大的政策阻礙，釜底抽薪之計不正該不斷三令五申耳提面命的教育民眾正確用電，習慣節能嗎？不厭不倦、不急不徐深入人心的宣導教育才是解決一切的根本，二〇二五的非核家園缺少這個共識認知，即便投入再龐大的經費發展綠能，到頭來都只是遙不可及的神話。再怎麼揮汗的開源播種永遠填不滿奢侈的罔顧節流，其結果理所當然得由飛不出這座島嶼的您我來共同承擔這煉獄苦果。

危機也是轉機三歲孩童都能琅琅上口，

但如果視若無睹不能把危機立即化為轉機，

崩壞與毀滅的加速只是必然的結果，

權利，

是良藥，

抑是毒藥，

端賴所有主事者的存乎一心。

幸福和苦難不是兩條永無交集的平行線，而是兩條時而交錯的糾纏曲線，只要我們把握住那交叉的瞬間，幸福就會在剎那間出現……

過了契機這一站，

下一站就到了翻轉……

吞不下嚥的鳥事之司法、教育

前年吧，台灣發生了一件小黃司機下藥迷昏韓國女遊客性侵未遂的事件，頓時輿論沸騰人人喊打。一時間似乎台灣的面子都被丟光殆盡，嫌犯也在第一時間被捕，執法人員乾淨俐落的效率挽回了一點顏面。事後應該鮮少有人會再關注事件發展，一如這個社會上歷經的大大小小事件一般船過水無痕，老么當然也不會費心追蹤事件的結局，直到連續兩個案件在不久的先後同時宣判。這個有損國家形象的小黃司機一審被重判十一年，罪有應得的繩之以法大概不會有人計較刑責的輕重。

不到二個月又出現一則極難引人注意的報導，有兩個台灣女孩遭四名來自新加坡遊客的性侵未遂，一審宣判交保緩刑，二審再次輕判放縱。同樣牽涉到外國人士，一受害、一加害，但對加害者的判刑卻相去何止千里，雖然無從理解案情的細微始末，顯然只要牽涉到外籍人士，台灣人似乎只能啞巴吃黃蓮，打落牙齒和血吞，司法斲喪國格自取其辱，這塊土地的百姓卻在司法下淪為刀俎。

金融詐騙集團屢屢組成台灣隊威名遠播名揚國際，事跡敗露海外被捕遣返回國時竟沾沾自喜，因為逃掉了被押解對岸的重判制裁，因為他們清楚幾個月後他們又將可「蟲」出江湖、行【騙】天下，可悲啊咱們的司法。螢幕上每天層出不窮酒駕肇事致人非命的驚悚畫面，竟然還有酒駕肇事五次、七次以上記錄者，而且不止奪走了一條生命，是執政者眼盲還是心盲？還是因為他們出入都是車隊縱橫路人皆避所以事不關己，放眼全世界不分文明先進台灣確實是獨樹一幟，絕無僅有的典範。

美麗的寶島早已淪落成酒駕的天堂、毒蟲的樂園、詐騙者的庇護地。而今，最不值錢的竟是守法者的性命，最被糟蹋的竟是守法者的愚蠢與良知。

除了為藍綠效命之外，台灣的司法果真長眠、一病不起了。

百病叢生的台灣，忘了從什麼時候開始，連紮根最深的教育都連連棄守，丟槍卸甲任憑宰割。從十五年前自己的子女開始，歷經一連串身不由己的政策反覆、白老鼠試驗，逼得所有考生與家長天怒人怨、哀聲連連，最後讓各大補習班大快朵頤狼吞虎嚥。以前莘莘學子的熬夜苦讀換來金榜題名的崢嶸，實至名歸的貨真價實。而今別說連學測加總成績個位數都不怕沒有學校可讀，甚至還能有許多選擇，無怪乎那麼多高官和有能力的人毫不猶豫且迫不及待的要想方設法紛紛將子女送往國外就讀，逃離台灣不忍卒睹的教育環境，免於淪為眾多教育失守下的無辜犧牲者。

前年和去年，老么胞妹學測頂級生的女兒，為了志在醫學嚐盡苦頭。好不容易沒有臨陣失誤的達到頂標，各大醫學院卻設下重重門檻需要過五關斬六將，更聯手將面試日期「不約而同」的訂在同一天，讓一群未來的國家棟樑焦慮的柔腸寸斷，更陷這些菁英父母疲於奔命。真的在面試德性？還是在廣羅名目巧取豪奪？最後各校聯合坐地分贓。

思慮過多的外甥女在前年飲恨後，決意進補習班銳意精進捲土重來。上課後才驚覺，一百多個同學都是學測同燈同分、不相上下的競逐者，更有甚者是另一班的百來人全是學測成績比她們還高的可怕對手，其中有許多早已是補習班的常客、座上賓，蹲補二、三年的早已是家常便飯。單單一家補習班竟有將近三百名學測的頂級生嗷嗷待哺，全部彙集起來該是多麼驚人的數字，我們每年虛耗了多少國家的頂級人才？

短短不過二十幾年，台灣教育竟崩盤到一洩千里，居高位者還是視若無睹一點也不以為意。而這些數以萬計的人中龍鳳，又有幾何真的像老么的外甥女始終如一的抱持目標樂在其中？或者多的是父母的私心作祟逼上梁山啊！飽囊中私的私校笑得口水橫流，賺盡所有教育政策的便宜，現在更虎視眈眈的較勁私校退場的政策準備最後的鯨吞。五專又將起死回生了，面目全非之後又開始挖肉補瘡的動刀整容了，台灣的教育將何去何從？生育率低迷不振真的只單純是經濟問題？這麼令人百思不解，毫無期待的教育制度，誰會敢讓自己的子女淌這一趟渾水？幸虧外甥女歷經一次的摧殘後終於如願以償的邁向自己的目標，補習班裡菁英齊聚還是一個也不少，朗朗上口的古聖先賢，聞道有先後，術業有專攻，言猶在耳。

吞不下嚥的鳥事之民生、食安、立法